Friederike Uta Wenderlein

Arbeitszufriedenheit und Fehlzeiten bei Pflegekräften

Vorschläge zur Verbesserung für alle Krankenhäuser

Auf Basis empirischer Ergebnisse einer Studie an 1 020 Pflegekräften

Universität Ulm
Institut für Arbeits-, Sozial- und Umweltmedizin
Leiter: Prof. Dr. med. Hans Joachim Seidel

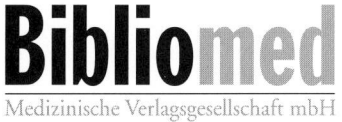

Bibliomed
Medizinische Verlagsgesellschaft mbH

Printed in Germany by VolkeDruck, Baunatal-Kirchbauna

ISBN 3-89556-037-5

Inhaltsverzeichnis

Seite

1.	**Einleitung**	7
1.1	Fehlzeiten als ökonomisch – psychosoziales Phänomen	7
1.2	Fehlzeiten im Gesundheitswesen – überdurchschnittlich hoch!	10
1.3	Senkung von Fehlzeiten als ein Wettbewerbsfaktor im Krankenhaus	12
1.4	Fehlzeiten: Arbeitsmotivation ein entscheidender Faktor	15
1.5	Ziele der Studie	16
2.	**Methodische Aspekte der Studie**	18
2.1	Begriffsdefinitionen und Probanden	18
2.2	Studienkonzept und Durchführung	19
2.3	Qualitätsmanagement	24
2.4	Statistische Methoden	25
3.	**Ergebnisse und Wertung**	27
3.1	Demographische Variablen: hoher Einfluss auf Arbeitszufriedenheit und Fehlzeiten	27
3.1.1	Alter: Zufriedenheit steigt mit dem Alter	28
3.1.2	Geschlecht: Motivationsfaktor bei Männer und Frauen unterschiedlich!	33
3.1.3	Zivilstand – Mitarbeiter mit Partner sind zufriedener	39
3.1.4	Familiensituation – Kinder machen zufriedener	40
3.1.5	Berufsgruppen	42
3.1.6	Berufserfahrung in Jahren – Schwankungen der Zufriedenheit in U-Form	45
3.1.7	Arbeitsumfang: Teilzeitkräfte sind zufriedener und frustrationsresistent	47
3.2	Arbeitsorganisation – Einflussfaktoren auf Arbeitszufriedenheit und Fehlzeiten mit Ansätzen zur Optimierung	49
3.2.1	Arbeitsabläufe und stationsübergreifende Zusammenarbeit	51
3.2.2	Arbeitszeitregelung – so flexibel wie möglich gestalten	54

3.2.3 Informationspolitik – ein im Krankenhaus oft
unterschätzter Faktor   55
3.2.4 Einkommen – der teuerste „verbesserbare" Faktor
im Krankenhaus   57
3.2.5 Aufstiegs- und Entwicklungsmöglichkeiten:
Hauptfaktor für Unzufriedenheit   59
3.2.6 Einflussmöglichkeiten und aktive Einbeziehung der
Mitarbeiter   60
3.2.7 Gefühl gebraucht zu werden: mehr Anerkennung
notwendig   64

3.3   Führung und Zusammenarbeit – der wichtigste Ansatzpunkt fürs Management!   67
3.3.1 Vorgesetztenverhalten – ein „Schlüsselfaktor" für die
Zufriedenheit   67
3.3.2 Stationsklima – Basis für motivierendes Arbeitsumfeld   73
3.3.3 Identifikation mit dem Krankenhaus – wichtiger
Einflussfaktor auf die Fluktuationsbereitschaft   75

3.4   Belastungen bei Pflegekräften – und wie man sie abfedern
kann   77
3.4.1 Konzentration – Belastung oder Herausforderung?   79
3.4.2 Zeit- und Leistungsdruck kann zur Verdoppelung der
Fehlzeiten führen   80
3.4.3 Sinnhaftigkeit der Arbeit – Basis für Zufriedenheit und
Effizienz   81
3.4.4 Belastungen durch Vorgesetzten- und Kollegenverhalten   82
3.4.5 Anforderungsdruck belastet fast die Hälfte der
Pflegekräfte   84
3.4.6 Belastung durch Patienten: keine Beeinträchtigung der
Arbeitszufriedenheit   85
3.4.7 Physische Belastungen   86

3.5   Fluktuationsbereitschaft – Indikator der Arbeitszufriedenheit 88
3.5.1 Arbeit bis zum Rentenalter durchhaltbar?   88
3.5.2 Gedanke an Stellenwechsel hat fast die Hälfte der
Befragten   89
3.5.3 Nochmals Berufsentscheidung – zwei Drittel antworten
positiv   91

3.6   Hintergründe zur Arbeits- und Lebenszufriedenheit   92
3.6.1 Warum sind im jedem Teil der Welt 75–80 Prozent mit
       ihrer Arbeit zufrieden?   92
3.6.2 Zufriedenheit mit dem Leben höher als die mit der Arbeit   95

3.7   Stationsgrößenvergleich: Welche Stationsgröße ist
       am effizientesten?   97

3.8   Die Situation der Pflegeschüler – als zukünftige
       Leistungsträger   101
3.8.1 Arbeitsorganisation – Schüler beurteilen diese schlechter
       als Examinierte   102
3.8.2 Führung und Zusammenarbeit – damit sind Schüler
       sehr unzufrieden   105
3.8.3 Belastung – für Schüler (noch) kein zentrales Thema   106
3.8.4 Allgemeine Arbeitszufriedenheit und Fehlzeiten bei
       Schülern   108
3.8.5 Wie kann die Situation in der Ausbildung verbessert
       werden?   109

3.9   Fehlzeiten: Hintergründe und Haupteinflussfaktoren   111
3.9.1 Krankenstände in der Literatur – Vergleiche nur bedingt
       möglich   111
3.9.2 Wie hoch schätzen Pflegekräfte selbst die motivations-
       bedingten Fehlzeiten ihres Arbeitsumfeldes ein?   112
3.9.3 Eigenangaben der Probanden erstaunlich ehrlich   113
3.9.4 Haupteinflussfaktoren auf motivationsbedingte Fehlzeiten 114
3.9.5 Sonstige Einflussmöglichkeiten auf die Fehlzeiten   117
3.10   Ausblick   118

4.   Zusammenfassung   120

5.   Literaturverzeichnis   123

       Anhang   133
A.   Originalfragebogen   133
B.   Rücklauf   139
C.   Tabellen zum Kaptiel 3.1 „Demographische Variablen"   140
D.   Tabellen zum Kapitel 3.2 „Arbeitsorganisation"   150

E. Tabellen zum Kapitel 3.3 „Führung und Zusammenarbeit" 152
F. Tabellen zu den Kapiteln 3.4 „Belasungssituation"
    und 3.5 „Fluktuation"   153
G. Tabellen zum Kapitel 3.7 „Stationsgrößenvergleich"   155
H. Tabellen zum Kapitel 3.9 „Die Situation der Pflegeschüler" 156
I. Fehlzeitenvergleich: Eigenangaben zu Personalabteilungs-
    angaben   162
J. Stärken und Schwächen dieser Studie   166

Abkürzungsverzeichnis

AOK Allgemeine Ortskrankenkasse
AU   Arbeitsunfähigkeit
DAK Deutsche Angestellten Krankenkasse
Ex   Examinierte (Krankenpfleger)
GKV Gesetzliche Krankenversicherung
KH   Krankenhaus
MA   Mitarbeiter
SAS SAS software system
vgl. vergleiche

1. Einleitung

1.1 Fehlzeiten als ökonomisch-psychosoziales Phänomen

Die Reduktion von Fehlzeiten ist aktueller denn je: Durch die Budgetierung im Gesundheitswesen (Notwendigkeit im Krankenhaus zu sparen) und den zunehmenden Wettbewerb unter den Krankenhäusern (u.a. Notwendigkeit optimaler Belegungszahlen) sind leistungsfähige und leistungsbereite Mitarbeiter ein entscheidender Erfolgsfaktor für die Krankenhäuser.

Fehlzeiten wirken sich in zweierlei Hinsicht negativ auf die Produktivität eines Krankenhauses aus.

Fehlzeiten als Kostenfaktor[1]

Fehlzeiten sind ein erheblicher Kostenfaktor: Nach Berechnungen der Bundesanstalt für Arbeitsschutz und Arbeitsmedizin wurden 2002 (hochgerechnet auf alle 32,1 Millionen Versicherten der gesetzlichen Krankenversicherung in Deutschland) 491 Millionen krankheits- und unfallbedingte Fehltage registriert. Dies entspricht einer durchschnittlichen Arbeitsunfähigkeit von 14,2 Tagen je Arbeitnehmer. Der volkswirtschaftliche Produktionsausfall entspricht ungefähr 44,15 Milliarden Euro.[2]

Bei den Kosten durch Fehlzeiten sind direkte und indirekte Kosten zu unterscheiden.

Direkte Kosten entstehen durch die Abwesenheit an sich (sinkende Produktivität durch organisatorische Umstellungen), durch die Gehaltsfortzahlungen und durch Prämien für Unfallversicherungen und Ausgleichszahlungen.[3] Auch Ersatzkräfte und deren Einarbeitung, Überstunden der Kollegen, die ungenügende Auslastung des Produktionsapparates oder Lieferschwierigkeiten mit evtl. folgenden Konventionalstrafen verursachen direkte Kosten.[4]

---

[1] Schwendenwein 1997, S. 100 ff.
[2] Bundesanstalt für Arbeitsschutz und Arbeitsmedizin, 2003
[3] Nieder 1998, S. 88
[4] Badura et al. 1997, S. 23

Indirekte Kosten sind nicht oder nur sehr schwer in Geldeinheiten messbar. Dazu zählen z. B. schlechtes Firmenimage, mangelnde Arbeitsmoral und niedrige Arbeitszufriedenheit durch organisatorische Umstellungen und Mehrbelastung der anwesenden Mitarbeiter.[5]

Damit ist im Senken der Fehlzeitenquote ein großes Sparpotential vorhanden. Die Volkswagen Aktiengesellschaft hat errechnet, dass die Senkung ihrer Fehlzeitenquote um ein Prozent ca. 90 Millionen DM an Personalkosten einsparte.[6]

Fehlzeiten als Störfaktor

Das gilt für alle Beteiligten, insbesondere in Dienstleistungsbetrieben:[7]

- Für die *Kollegen* bedeuten Fehlzeiten meist einen Zwang zur Mehrarbeit.
- Für den *betroffenen Mitarbeiter* kommen zum eigentlichen Problem des Fehlens noch jene Belastungen dazu, die zum Fehlen geführt haben. Kommt er wieder an seinen Arbeitsplatz zurück, so hat er (teilweise) liegen gebliebene Arbeit nachzuholen.
- Für *Vorgesetzte* bedeuten Fehlzeiten einen zusätzlichen Aufwand an organisatorischen Umstellungen, die durch nicht besetzte Arbeitsplätze entstehen. Außerdem stehen Führungskräfte unter dem Druck der Krankenhausleitung, die Fehlzeiten zu senken.

Fehlzeiten in überdurchschnittlicher Höhe über längere Zeit sind ein *Signal* für betriebliche Probleme bzw. Missstände und Defizite in einer Organisation und somit ein wichtiger personalwirtschaftlicher Frühwarnindikator.[8] Je höher die Fehlzeitenquote ist, desto mehr sollte die Krankenhausleitung nach innerbetrieblichen Ursachen (z. B. schlechtes Betriebsklima) suchen.

Die Fehlzeitenanalyse ist ein komplexes Phänomen bei der soziologische, psychologische, medizinische und ökonomische Aspekte berücksichtigt werden müssen. Die Höhe des Krankenstandes entsteht aus einem Bündel persönlicher, sozialer, regionaler, konjunktureller und unternehmensspezifischer Auslöser.[9]

---

[5] Nieder 1998, S. 88
[6] Krüger 1998, S. 161
[7] Nieder 1998, S. 88
[8] Brandenburg 1998, S. 101
[9] Klicznik 1993, S. 158

Fehlzeiten von Mitarbeitern haben zwei Dimensionen:[10]
– Der Mitarbeiter fehlt, weil er krank ist (er kann nicht kommen)
  ⇨ **medizinischer Aspekt.**
– Der Mitarbeiter entscheidet sich zur Abwesenheit (Absentismus:
  er *will* nicht kommen) ⇨ **psychologischer Aspekt.**
  Der Krankenstand fungiert als Rückzugsstrategie. Diese Dimension
  ist unabhängig von der Existenz einer AU-Bescheinigung: In den
  meisten Fällen findet der Arbeitnehmer (auch bei völliger Gesundheit) problemlos einen Arzt, der ihn krank schreibt.[11]

Vor allem in der *Grauzone zwischen Krankheit und Gesundheit* ist
die Unterscheidung über den „wahren" Grund der Fehlzeit sehr schwierig. Denn selten ist jemand völlig gesund oder völlig krank. Gesundheit und Krankheit sind vielmehr die Endpunkte einer Messlatte des
körperlichen, seelischen und sozialen Befindens. Auf dieser bewegen
sich Menschen im Verlauf ihres Lebens ständig hin und her – je nach-
dem, welchen Risiken sie ausgesetzt sind, über welche Ressourcen sie
verfügen und wie sie mit beidem umgehen.[12]

Die Entscheidung, ob sich eine Person noch arbeitsfähig oder schon
arbeitsunfähig fühlt, ist subjektiv. Sie hängt wesentlich von ihrer Einstellung zur Arbeit und zur Krankheit ab (von „hart im Nehmen" bis
„wehleidig").

Die *Unterscheidung in medizinische und motivationsbedingte Fehlzeiten* ist äußerst schwierig, aber für die Ursachenbekämpfung entscheidend. Während medizinisch notwendige Fehlzeiten durch betriebliche Gesundheitsförderung (z. B. Bewegungstraining, Rücken-
schule, Gesundheitsprogramme) beeinflusst werden können, kann die
motivationsbedingte Abwesenheit z. B. durch Organisationsoptimie-
rung, Verhalten des Vorgesetzten und systematische Gesprächskon-
zeption (Rückkehr-/ Fehlzeitengespräche) beeinflusst werden.[13]

Bei der Unterscheidung zwischen „echter" oder „unechter" Krankheit hilft das ärztliche Attest kaum weiter. Denn der Arzt muss bei
der Diagnose von den Angaben der Patienten ausgehen und letztlich
muss ihm die Gesundheit des Patienten wichtiger sein als die betrieblichen Kosten von Fehlzeiten. Deshalb wird er in der Regel den An-

---

[10] Nieder 1998, S. 89
[11] Schwendenwein 1997, S. 41
[12] Krämer 1998, S. 8
[13] Nieder 1998, S. 87

gaben des Patienten vertrauen und den Wünschen des Patienten nach einer Bescheinigung der Arbeitsunfähigkeit nachkommen. Auch die Dauer der Arbeitsunfähigkeit kann der Patient nahezu immer mit beeinflussen.[14]

Wenn Menschen zusammenarbeiten gibt es zwangsläufig Konflikte (◊ **soziologischer Aspekt**), die auf viele Arten gelöst werden können. Im Krankenhaus scheint es häufiger üblich, einem Konflikt durch Abwesenheit aus dem Wege zu gehen, entweder in Form offiziellen Urlaubs oder einer Krankmeldung.[15]

Soziale Konflikte können zu Erkrankungen und zu Fehlzeiten führen:[16] Zum einen durch gewolltes Fernbleiben mit vorgetäuschter Erkrankung und zum anderen kann Unzufriedenheit mit der Arbeitssituation psychosomatische Reaktionen zur Folge haben und somit eine „echte" Krankheit auslösen.[17] Eine Differenzierung zwischen beidem ist kaum möglich und letztlich auch unbedeutend, da in beiden Fällen die Beschäftigungssituation die Ursache ist.

1.2 Fehlzeiten im Gesundheitswesen – überdurchschnittlich hoch!

Die Fehlzeiten im Gesundheitswesen gehören zu den höchsten in Deutschland. Dazu Fehlzeitenquoten aus dem Gesundheitsreport 2004: (Zahlen des Jahres 2003):[18]

Krankenstände 2003 (DAK)

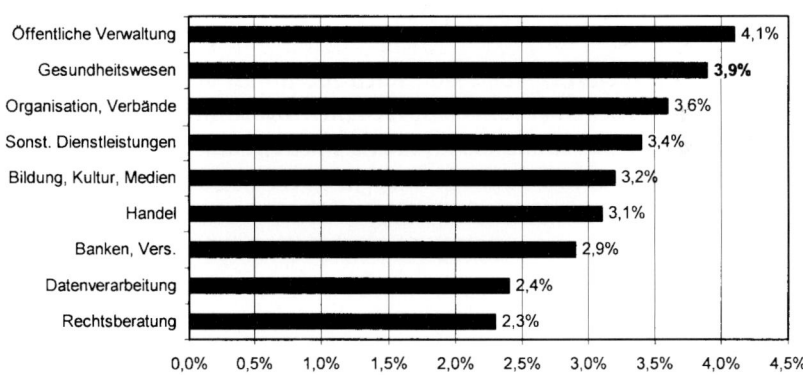

Abb. 1: **Krankenstandswerte 2003 in den neun Wirtschaftsgruppen mit besonders hohem Anteil von DAK-Mitgliedern (= 71 Prozent aller DAK Versicherten); Quelle: DAK-Gesundheitsreport 2004**

Anhand dieser Zahlen wird das *Fehlzeitenproblem* im Gesundheitswesen deutlich (im Fall der DAK besteht diese Gruppe aus ca. 200 000 Krankenpflegern): Die Krankenpflege liegt mit 4,0 Prozent an der Spitze, nur noch übertroffen von Mitarbeitern aus dem Lagerwesen mit 4,4 Prozent. Die restlichen zehn Wirtschaftsbereiche, in denen die DAK-Versicherten beschäftigt waren, hatten „nur" Fehlzeitenquoten zwischen 3,0 und 3,8 Prozent.

Die Angestellten im Pflegebereich machten 2002 in deutschen Krankenhäusern 39 Prozent aus (Ärzte 13 Prozent); das entspricht 327 384

---

[14] Jeiter 1998, S. 5
[15] Fischer 1987, S. 27
[16] Uexküll, 1963
[17] Fischer 1987, S. 59
[18] DAK-Gesundheitsreport 2004

Mitarbeitern.[19] Da mehr als die Hälfte dieser Angestellten in der DAK versichert sind (≈ 200 000), gibt die Krankheitsquote von vier Prozent ein realistisches Bild.

1.3 Senkung von Fehlzeiten als Wettbewerbsfaktor im Krankenhaus

Die Gesundheitsausgaben sind seit 1960 in fast allen Industrieländern stärker gestiegen als das entsprechende Bruttoinlandsprodukt (in Deutschland von 1960 bis 1993 von 4,8 Prozent auf 8,6 Prozent, was einer Steigerung um 79 Prozent in 33 Jahren entspricht).[20] 2002 wurden 11,1 Prozent des Bruttoinlandsprodukt für die Gesundheit ausgegeben – was 2.840 Euro pro Einwohner entspricht.[21]

Ursache für die *stark steigenden Ausgaben im Gesundheitswesen* sind vor allem die medizinische und medizinisch-technische Entwicklung (Diagnostik- und Behandlungsspektrum) und die demographische Entwicklung: Durch die steigende Lebenserwartung (Statistisches Bundesamt 2001/03: Frauen 81,3 Jahre / Männer 75,6 Jahre) und die damit erhöhte Anzahl alter Menschen wird der Bedarf an Gesundheitsleistungen in den nächsten Jahren weiter zunehmen.[22, 23]

Durch diese immens gestiegenen Kosten (verschärft durch die Finanznot öffentlicher Haushalte) werden *ökonomische Aspekte im Gesundheitswesen* immer wichtiger. Sie zwingen zur Rentabilität, also rentablen Leistungserbringung und Kostenverantwortung der Beteiligten.[24]

Das betrifft besonders die finanzielle Situation der *Krankenhäuser als wesentliche Kostenverursacher* im Gesundheitswesen: Früher bekamen diese die entstandenen Kosten in Form von Investitionsbeihilfen und Tagessätzen von Staat und Krankenkassen erstattet (Selbstkostendeckungesprinzip). Daher waren wirtschaftliche Überlegungen bei der Krankenhausleitung eher nebensächlich. Mit der Reform der

---

[19] Statistisches Bundesamt 2004
[20] Wille 1996, S. 1
[21] Statistisches Bundesamt, 2004
[22] Henke 1992, S. 139
[23] Statistisches Bundesamt, 2004
[24] Kirch 1996, S. 5

12

Krankenhausfinanzierung hat sich dies geändert: 1993 wurde das Selbst-kostendeckungsprinzip im Rahmen des Gesundheit-Strukturgesetzes aufgehoben und durch das duale Finanzierungssystem ersetzt. Das be-deutet, dass Investitionskosten von den öffentlichen Haushalten und die Behandlungs- und Betriebskosten von dem Benutzer bezahlt wer-den (im allgemeinen über dessen Versicherungsträger, z. B. die GKV).[25]

Durch festgelegte Budgets, Pauschalen für bestimmte Leistungen (Sonderentgelte und Fallpauschalen) und feste Pflegesätze sollen die Krankenhäuser gezwungen werden, wirtschaftlich zu arbeiten, um keine Verluste zu erwirtschaften.[26]

Eine Folge der festen Budgetierung ist die *Senkung der Verweil-dauer* der Patienten im Krankenhaus. Laut Statistischem Bundesamt dauerte 2002 ein Krankenhausaufenthalt in Deutschland durchschnitt-lich 9,2 Tage; 1991 waren es noch 14,0 Tage (ein vollstationärer Pa-tient verbrachte 2002 ca. 34 Prozent weniger Zeit im Krankenhaus als 1991). Im gleichen Zeitraum (91–02) wurden 17,8 Prozent der Betten abgebaut. Dadurch hat sich die Bettenauslastung von 84,1 Prozent (1991) auf 80,1 (2002) gesenkt.[27, 28]

Die *neue Vergütungsform mit Diagnosis Related Groups (DRG's)* und der damit beabsichtigte *Bettenabbau* werden in den Kranken-häusern viele Veränderungen erfordern – mit großenteils unpopulä-ren Entscheidungen. Die Kommunen werden sich als Träger zurück-ziehen und private Träger werden die Krankenhäuser übernehmen und zu Unternehmen weiterentwickeln. Dabei wird der Patient als Kunde in den Mittelpunkt gerückt: Dessen Bedürfnisse müssen ständig ana-lysiert werden und das Angebot des „Dienstleisters Krankenhaus" muss sich darauf ausrichten.[29]

Im zunehmenden Wettbewerb müssen Krankenhäuser – wie andere Unternehmen auch – Ziele und Wachstumsbereiche festlegen und sich deutlich von ihrer Konkurrenz abheben. Dabei sind engagierte und motivierte *Mitarbeiter eine Kernkompetenz.*

Personalkosten machen zwei Drittel der Kosten im Krankenhaus aus. Optimaler Personaleinsatz und -pflege scheinen daher geeignet, um die Produktivität im Krankenhaus zu erhöhen. Dass hier Defizite

---

[25] Beske, et al. 1995, S. 121
[26] Schulenburg, Graf v. d. 1998, S. 22
[27] Berning und Rosenow 2002, S. 226
[28] Statistisches Bundesamt, 2004
[29] Kirchner, S. 145

bestehen, zeigen die hohen Fehlzeitenquoten bei Pflegekräften im Vergleich zu anderen Dienstleistungsbereichen.

Diese Studie will einen Beitrag leisten, die betriebsbedingten Defizite zu identifizieren und praxisorientierte Ansatzpunkte zu geben, um die Situation zu verbessern.

In der Industrie wurden Fehlzeitenprobleme in vielfältigen Studien untersucht und entwickelte Lösungsmöglichkeiten werden seit Jahren regelmäßig auf Symposien dargestellt. Im Gesundheitswesen (größtenteils öffentlicher Dienst) war der ökonomische Druck bisher nicht in dem Ausmaß vorhanden wie in der Industrie. Deshalb wurde den Gründen für überdurchschnittlich hohe Fehlzeiten im Gesundheitswesen bisher kaum intensiv und empirisch nachgegangen.

Die naheliegende Annahme, dass die erhöhten Fehlzeiten aus dem somatischen Erkrankungsrisiko des Personals entstehen, wurde durch Studien widerlegt: Die Fehlzeiten der Berufsgruppen, deren somatisches Erkrankungsrisiko über dem Durchschnitt liegt (direkte Arbeit am Patienten: medizinisch-technische Assistenzberufe, Schwestern, Pflegehelfer und Ärzte) lagen deutlich unter denen von Lohnempfängern und Verwaltungsangehörigen.[30] Die hohen Fehlzeiten müssen also andere Ursachen haben.

Die *vielfältigen Belastungen* der Pflegekräfte sind bekannt und häufig untersucht worden: körperliche Belastungen durch schweres Heben und Tragen, Arbeitsüberlastung durch personelle Unterbesetzung, Konflikte zwischen den Berufsgruppen, sowie psychische Belastungen durch todkranke oder sterbende Patienten.[31] Hinzu kommen regelmäßige Nacht- und Wochenenddienste (belastend durch Störung des Schlaf- /Wachrhythmus und Überschneidung der Arbeitszeiten mit der allgemein üblichen Freizeit, wodurch die Teilnahme am familiären und sozialen Leben behindert wird) und die schlechte Planbarkeit der Krankenhausleistungen (Notfälle…): Der Arbeitsalltag wird häufig schnell und unvorhersehbar geändert und es kann zusätzliche Belastungen geben.[32]

In Bezug auf Zeit- und Leistungsdruck hat sich die Situation des Klinikpersonals durch Sparprogramme in den letzten Jahren deutlich verschärft: Die Zahl der stationär behandelten Kranken hat zugenommen, bei sinkender Verweildauer pro Patient.

---

[30] Fischer 1987, S. 365
[31] Badura 1993, S. 30 und Pröll und Streich 1984, S. 141 f.
[32] Pröll und Streich 1984, S. 141

Während die meisten Studien in diesem Bereich den Schwerpunkt auf physische und psychische Belastungen legen, wie z. B. die DAK in ihrem Gesundheitsreport 2000 mit Schwerpunkt Krankenpflege, liegt der Schwerpunkt der vorliegenden Studie auf dem Einfluss von Arbeitszufriedenheit und Motivation auf individuelle Fehlzeiten.[33]

1.4 Fehlzeiten: Arbeitsmotivation ein entscheidender Faktor

Für die Entstehung und Häufigkeit von Fehlzeiten ist die Arbeitsmotivation von entscheidender Bedeutung. Nach Schätzungen in der Literatur sind ca. *60 Prozent der Fehlzeiten motivationsbedingt.*[34]

Arbeitsmotivation legt das Ausmaß fest, wie viel seiner Leistungsfähigkeit der Arbeitnehmer einsetzt, um seine Arbeitsziele zu erreichen und wie ausdauernd er dies tut. Die Arbeitsmotivation entsteht durch das Zusammenwirken persönlicher Motive (Leistungsbereitschaft, Integration und Macht) und den Motivierungspotentialen des Arbeitsplatzes (Feedback und Anerkennung). Hohe Arbeitsmotivation fördert das Engagement der Mitarbeiter und macht die Anwesenheit für einzelne Mitarbeiter wünschenswert und notwendig. Das Ausmaß an Arbeitsmotivation bestimmt damit auch die Anwesenheitsmotivation.[35] Je niedriger die Motivation ist, desto eher ist die Person geneigt, sich zurückzuziehen („innere Kündigung").

In der Grauzone zwischen Gesundheit und Krankheit spielen *psychosoziale Aspekte* der An- und Abwesenheit und Krankheit eine entscheidende Rolle. Ist der Mitarbeiter gut in das Unternehmen eingebunden, zufrieden und hat er das Gefühl, gebraucht zu werden, so wird er sich bei Befindlichkeitsstörungen somatischer Art, z. B. bei einem leichten grippalen Infekt, eher entscheiden zur Arbeit zu gehen. Im anderen Fall wird er dagegen eher geneigt sein, nicht zu erscheinen. Insbesondere Demotivation verursacht nachlassende Leistungsfähigkeit und höhere Fehlzeiten und kann bis zur inneren Kündigung

---

[33] DAK-BGW Gesundheitsreport 2000, Krankenpflege
[34] Kleinbeck 1998, S. 60
[35] Kleinbeck 1998, S. 57

führen. Das Problem der inneren Kündigung ist bedrohlich: Untersuchungen zufolge beträgt der Anteil der Mitarbeiter in Deutschland, die innerlich gekündigt haben durchschnittlich 24 Prozent.[36] Anzeichen hierfür können Fluktuation und Bemühen um frühzeitigen Ruhestand sein.

Doch Anwesenheit bedeutet nicht gleich Anwesenheit. Es gibt auch das Phänomen der *„Abwesenheit trotz Anwesenheit"*. Insbesondere dann, wenn Mitarbeiter gezwungenermaßen anwesend sind, lassen sich zahlreiche Möglichkeiten finden, um innerbetrieblich abwesend zu sein: durch Bummeln, nicht Mitdenken, gedankliche Abwesenheit, Fehlen bei Besprechungen, Verspätungen bei Arbeitsbeginn oder nach Pausen, langsames Arbeiten und mangelnde Einsatzbereitschaft.[37]

1.5 Ziele der Studie

Die **Vision** der Studie ist eine so gestaltete Arbeitswelt, dass nur primär ärztlich/medizinisch begründbare Fehlzeiten zustande kommen.

Ziel der Studie ist eine detaillierte *Analyse betriebsbedingter Fehlzeiten bei Pflegekräften* und deren Ursachen. Insbesondere soll abgeschätzt werden, inwieweit Fehlzeiten dadurch erhöht werden, dass die Pflegemitarbeiter mit den Arbeitsbedingungen im Krankenhaus (z. B. Betriebsorganisation, Betriebsklima, Führungsstrukturen…) unzufrieden sind. Dabei geht es vor allem um die subjektive Wahrnehmung der Arbeitsplatzsituation – also Arbeitszufriedenheit unter verschiedenen Aspekten.

Zusätzlich sollen folgende **Einzelfragestellungen** geklärt werden:
– Wie unterscheiden sich die *Berufsgruppen*, insbesondere die *Kinderkrankenpflege* von der *Krankenpflege*, bezüglich Arbeitszufriedenheit und Fehltagen?

---

[36] Krystek et al. 1995
[37] Erke 1998, S. 52

– Wie unterscheiden sich *Schüler* – als zukünftige Leistungsträger –
in Zufriedenheit und Fehlzeiten von *examinierten Pflegekräften?*

Wie verändert sich das Erleben beim Übergang vom Schülerstatus
in den Status der examinierten Pflegekraft? Damit soll geklärt werden, welche Kritik von Schülern als „statusbedingt" einzuschätzen ist.
Das erleichtert konstruktive Reaktionen seitens der Schul- und Pflegedienstleitung – z. B. andere Schülerauswahl.

– Vor dem Hintergrund der zur Zeit praktizierten Zusammenlegung
von kleinen zu großen Stationseinheiten soll geklärt werden, ob
und ggf. wie sich Arbeitszufriedenheit und Fehlzeiten auf kleinen
und großen Stationen unterscheiden.
– Gibt es unterschiedliche Motivationsfaktoren bei männlichen und
weiblichen Pflegekräften?
– Welche der abgefragten Änderungsvorschläge bewerten die Pflegekräfte positiv?

2. Methodische Aspekte der Studie

2.1 Begriffsdefinitionen und Probanden

Arbeitsunfähigkeit: Von Arbeitsunfähigkeit (AU) spricht man, wenn eine krankenversicherte Person wegen gesundheitlicher Einschränkungen ihrer Arbeit nicht nachgehen kann.[38] Die Einschränkung der Leistungsfähigkeit eines Arbeitnehmers kann sich auch nur auf Teile seiner Arbeit beziehen, so z. B. hinsichtlich des Inhaltes (er kann nur einen Teil seiner Tätigkeiten ausführen) oder des Umfanges (er kann nicht die volle Arbeitszeit arbeiten, oder er muss langsamer arbeiten als sonst). Das Fehlen während der Mutterschutzfristen wird nicht als AU-Zeit erfaßt.

$$Gesundheitsquote^{39} = \frac{Anwesenheitstage^* \times 100}{Anwesenheitstage + Krankentage^{**}}$$

*Anwesenheitstage sind alle Tage, an denen ein Mitarbeiter anwesend oder auf Dienstreise war.
**Krankentage sind Ausfalltage, an denen die Mitarbeiter auf Grund Entgeltfortzahlung, Barleistungen der Krankenkassen oder 3-Tage-Regelung gefehlt haben (Kuren, Mutterschaft und Arbeitsunfälle gehören nicht dazu)

Sollarbeitszeit pro Mitarbeiter: Dies ist die Bruttoarbeitszeit der Arbeitnehmer. Basierend auf dem Arbeitshandbuch „Personalbedarf im Krankenhaus" von Bofinger wird diese wie folgt berechnet: 365 Kalendertage abzüglich 104 Samstage und Sonntage/Jahr abzüglich zwölf gesetzlicher Wochenfeiertage in der 5-Tage-Woche = 250 Arbeitstage in einer 5-Tage-Woche. Multipliziert mit 7,7 Arbeitsstunden pro Jahr ergibt dies 1 917 Stunden pro Jahr und Vollzeitkraft. Das entspricht einer Wochenarbeitszeit von 38,5 Stunden.[40] Davon werden Urlaub, Kur, Krankheit, Fortbildung und Mutterschutz abgezogen.

---

[38] Gesundheitsbericht Deutschland
[39] Krüger 1998, S. 161
[40] Bofinger und Dörfeldt, 2001

Krankheit in Prozent pro Mitarbeiter: In der Personalstatistik der Krankenhäuser werden die Krankheitsquoten pro Mitarbeiter wie folgt berechnet:

$$Krankheitsquote: = \frac{Krankheitsstunden \times 100}{Sollarbeitszeit\ in\ Stunden}$$

Probanden

Zielgruppe der Studie war das Pflegepersonal mit dreijähriger Aus-bildung (Pflegehelfer mit einjähriger Ausbildung wurden von der Studie ausgeschlossen): Krankenpfleger, Kinderkrankenpfleger, Altenpfleger, Hebammen und Erzieher.

Die Datenerhebung erfolgte in fünf Krankenhäusern: Olgahospital mit Frauenklinik in Stuttgart, Kreiskrankenhaus in Biberach, Rehabilitationskrankenhaus Ulm, Bethesda Krankenhaus Ulm und Fachklinik für Neurologie Dietenbronn. Die Kliniken verfügen insgesamt über ca. 1 150 Mitarbeiter in der Pflege.

2.2   Studienkonzept und Durchführung

Der Analyse wird ein Modell zugrunde gelegt, das die Arbeitszufriedenheit als abhängige Variable zwischen den „relativ" unabhängigen Variablen „Arbeitsorganisation", „interpersonelle Faktoren" „Belastungssituation" und Fehlzeiten definiert.

Durch den Vergleich der Arbeitszufriedenheit mit Fehlzeiten und demographischen Daten sollen Aussagen über den Einfluss betrieblicher Bedingungen/Störungen und Arbeitszufriedenheit auf individuelle Fehlzeiten möglich werden.

Die **Fluktuationsbereitschaft** steht, wie die Fehlzeiten, in direktem Zusammenhang mit der Arbeitszufriedenheit.[41] Sie wird in diesem Studienmodell als Kontroll- /Prüfgröße verwendet. Der Gedanke an

---

[41] Schwendenwein 1997, S. 96

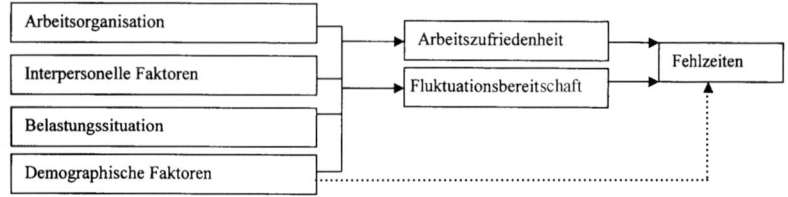

Abb. 2: Das Untersuchungsmodell mit wesentlichen Einflussfaktoren auf Fehlzeiten im Überblick

einen Wechsel der Stelle scheint ein guter Indikator für die Arbeitszufriedenheit zu sein. Es wird unterstellt, dass nicht alle Mitarbeiter, die unzufrieden sind, häufig fehlen, aber in den meisten Fällen eine hohe Fluktuationsbereitschaft aufweisen.

Im ersten Teil des Erhebungsbogens werden einige *demographische Daten* erfasst. Aus Studien in der Industrie sind eine Reihe von Faktoren bekannt, die sich auf Fehlzeiten auswirken: Alter, Geschlecht, Berufserfahrung, Arbeitsumfang, Familienstand, Nationalität.[42] Mit diesen Angaben soll geprüft werden, inwieweit die im Modell enthaltenen Größen durch soziodemografische Faktoren beeinflusst werden. Außerdem kann überprüft werden, ob Fehlzeiten in bestimmten soziologischen Mitarbeitergruppen besonders häufig auftreten.

Entwicklung eines Erhebungsbogens zur Messung der Arbeitszufriedenheit

Um eine empirisch gesicherte Entscheidungsgrundlage für nötige Verbesserungsmaßnahmen zu erhalten, wurde ein spezieller Fragebogen für den Krankenhausbetrieb entwickelt. Dieser „*maßgeschneiderte*" *Erhebungsbogen* berücksichtigt die besonderen personellen Eigenheiten und Probleme der Organisation.

Ziel war ein standardisierter Fragebogen, der möglichst kurz und aussagekräftig sein sollte, so dass er später auch von Krankenhäusern *selbst* (also ohne den Einsatz von Unternehmensberatern) zum praxisnahen Analyseeinstieg genutzt werden kann. Dies hat zwei Vorteile: Zum einen ist die Analyse so relativ kostenneutral und zum anderen auch wirkungsvoller. Der Einsatz von externen Beratern hat oft den

---

[42] Schwendenwein 1997, S. 62

Nachteil, dass die zunächst positiven Ergebnisse mit Beendigung der Beratertätigkeit „einschlafen" und die Impulse für Veränderungen wieder enden.[43]

Der Fragebogen sollte nur solche Daten abfragen, die laut Literatur signifikanten Bezug zu hohen betriebsbedingten Fehlzeiten haben. Dies sind insbesondere die im Untersuchungsmodell dargestellten Variablen Arbeitsorganisation, interpersonelle Faktoren und Belastung. Unter diesen Aspekten sollen die Krankenhausmitarbeiter ihr Arbeitsumfeld anhand des standardisierten Fragebogens einschätzen.

Durchführung des Pretests

Um den entwickelten Fragebogen auf Verständlichkeit der Fragen zu testen, wurde ein Pretest mit 146 Pflegeschülerinnen der Universität Ulm durchgeführt. Außerdem sollte überprüft werden, ob der Fragebogen vollständig ist, also ob aus Sicht der Mitarbeiter alle wichtigen Themen abgedeckt sind.[44] Nach den Befragungen wurden einige kleine Veränderungen des Erhebungsbogens vorgenommen (Kürzung und Umformulierung).

Durchführung der Befragung

Um eine hohe/n Teilnehmerquote/Rücklauf der Fragebögen zu erreichen, wurden alle beteiligten Personen ausführlich über Ziel und Zweck der Studie informiert.

Zunächst die Klinikleitungen – die der Studie positiv gegenüberstehen: Für sie ist die Messung der Arbeitszufriedenheit wichtig, um Hinweise auf Schwachstellen, Fehlentwicklungen, Gefahrenherde aber auch positive betriebliche Aspekte zu erkennen, um spezielle Maßnahmen für Problembereiche zu erhalten.

Schwieriger war die Überzeugung der Personalräte: Zwar stimmten alle zu, dass die Mitarbeiter als „Experten" für ihren Arbeitsbereich oft selber am besten wissen, „wo es hakt": Die Klinikleitung könne die erhaltenen Informationen zu einer Verbesserung der Lage nutzen und den Bereichen mit geringer Arbeitszufriedenheit würde in Zukunft mehr Beachtung geschenkt werden. Auch fanden die Personalräte gut, dass die Mitarbeiter bei der Ergebnispräsentation aktiv mit

---

[43] Müller et al. 1997, S. 37
[44] Fettel, 1997, S. 109

Verbesserungsvorschlägen an der Veränderung ihrer Arbeitssituation teilnehmen können.[45]

Große Sorge bereitete den Personalräten die Bewahrung der Anonymität, trotz der Zusicherung, dass die Fragebögen vom Institut für Arbeits- und Sozial- und Umweltmedizin der Universität Ulm ausgewertet würden. Um ein o.k. des Personalrates zu bekommen, mussten an anderer Stelle Zugeständnisse gemacht werden: Die Fragebögen wurden nicht – wie geplant – personenbezogen direkt mit den jeweiligen Fehlzeitendaten der Personalabteilungen in Verbindung gebracht (Details folgen auf der nächsten Seite).

In einem *Anschreiben* (siehe Anhang) wurden die Mitarbeiter über die Ziele der Studie aufgeklärt. Sie sollten mit folgenden Argumenten zur Teilnahme motiviert werden: Befragung als Möglichkeit die eigene Meinung zu äußern und so auf die Entscheidungen, die ihr Arbeitsumfeld betreffen, einwirken zu können.

Den Befragten wurde zugesagt, dass sie ausführlich über die Ergebnisse der Befragung informiert werden. Dies ist wichtig, denn Mitarbeiterbefragungen erzeugen Erwartungen. Werden diese enttäuscht, so führt das zu Unzufriedenheit und Demotivation. Die Rückmeldung der Ergebnisse soll den gemeinsamen Verbesserungsprozess einleiten. Er ermöglicht den Mitarbeitern, die eigene Meinung mit der Meinung der Mehrheit zu überprüfen, was für Aktionen oder Aufklärungsarbeit von großer Bedeutung sein kann.[46]

Die *Datenerhebung* erfolgte durch die Autorin persönlich: Das Studienkonzept wurde zunächst den Pflegedienstleitungen, dann den Stationsleitern vorgestellt. Die Befragungen auf Station erfolgten entweder in Teambesprechungen oder während der Übergabe. Dabei wurde das Studienkonzept erläutert und der Fragebogen ausgeteilt. Die Autorin war beim Ausfüllen der Erhebungsbögen möglichst anwesend, um Fragen umgehend beantworten zu können.

Da nur 30–40 Prozent der Pflegekräfte während einer Übergabe anwesend waren (zwei Schichten), wurden die restlichen Fragebögen mit einem vorbereiteten Antwortkuvert der Stationsleitung übergeben. Die Fragebögen wurden alle zwei Tage auf jeder Station abgeholt. Bei schlechtem Rücklauf wurde nach einer Woche ein Erinnerungszettel im Stationszimmer angebracht.

---

[45] Neuberger und Allerbeck 1978, S. 26
[46] Neuberger und Allerbeck 1978, S. 27

Mitarbeiterbefragungen sollten nicht als einmalige Aktion erfolgen: Der eigentliche Wert einer betrieblichen Zufriedenheitsmessung liegt in der Wiederholung der Befragung nach Einführung von Verbesserungsmaßnahmen (mit mehrmonatiger „Wirkungsmöglichkeit" auf die KH-Mitarbeiter) und dem Vergleich der Ergebnisse über die Zeit. So wird die Befragung zu einem diagnostischen Element für einen kontinuierlichen Veränderungsprozess.[47]

Analyse der Fehlzeiten der Personalabteilung

Optimalerweise müssten die Fragebögen personenbezogen direkt mit den jeweiligen Fehlzeitendaten der Personalabteilungen in Verbindung gebracht werden. Dies wurde jedoch auf Druck der Personalräte abgelehnt, da hierfür die Anonymität aufgehoben werden müsste. Die Compliance der Pflegekräfte wäre damit stark gesunken.

Als Kompromiss wurden die Mitarbeiter auf dem Erhebungsbogen selbst nach ihren Fehlzeiten durch Krankheit befragt. Die Compliance bei dieser Frage war erstaunlich hoch: Nur 31 von 861 befragten Pflegekräften machten hierzu keine Angabe; dies entspricht 3,6 Prozent.

Mit der Klinikleitung einigte man sich auf die anonymisierte „Herausgabe" von individuellen Fehlzeitendaten pro Station. So wurde es möglich, auf Stationen mit hohem Rücklauf die Eigenangaben der Probanden „grob" zu überprüfen. Indirekt konnte so gezeigt werden, dass diese Angaben in der Regel recht ehrlich sind.

Zur wichtigen Frage, ob die Mitarbeiter häufig kurz oder einmal lang gefehlt haben, lässt sich leider keine Aussage machen.

In Folgestudien muss auf der personenbezogenen Zuordnung der Daten bestanden werden. Im vorliegenden Fall hätte dies zum Studienabbruch geführt.

Außerdem wurde die Verteilung der Fehlzeiten im Gesamtkollektiv untersucht:

1. Wie viele Mitarbeiter haben überhaupt nicht gefehlt? (Vorbildfunktion)
2. Wie viele Mitarbeiter weisen hohen Fehlzeiten auf? Diese herauszusuchen ist sehr wichtig, denn häufig verursacht eine relativ kleine Anzahl von Arbeitnehmern die Mehrzahl der Fehlzeiten. Findet man diese Mitarbeiter heraus, so kann man sie gezielt „behandeln".[48]

---

[47] Bungard et al., 1997, S. 442
[48] Kuhn 1998, S. 42

3. Wie unterschieden sich die Fehlzeiten von Vollzeit- und Teilzeitkräften?

2.3   Qualitätsmanagement

Für die vorliegende Studie wurde die Qualität der standardisiert
erhobenen Daten und der Auswertung wie folgt gesichert:

a) **Rücklauf:** Die Aussagekraft von Befragungen hängt von der Anzahl der Beteiligten bzw. der Rücklaufquote ab. Je niedriger die
Rücklaufquote, desto größer ist die Gefahr durch entsprechende
Verzerrungseffekte: Man weiß nicht, ob eher die Zufriedenen oder
eher die Unzufriedenen teilgenommen haben. In der Literatur wird
ein Rücklauf von 50 Prozent als „gerade noch akzeptabel" bezeichnet. Alles was darüber ist, wird als gut, über 70 Prozent als hervor-
ragend eingestuft.[49]

Da der Rücklauf in allen Krankenhäusern über 70 Prozent lag (siehe
Anhang B Rücklauf) ist die Gefahr durch Verzerrungseffekte relativ gering.

b) **Validität:** Haben die erhobenen Daten statistisch signifikanten
Bezug zu hohen Fehlzeiten?

Der Erhebungsbogen wurde auf Grund einer *ausführlichen Lite-
raturstudie* erstellt; es wurden nur solche Variablen in den Fragebogen aufgenommen, die laut Literatur statistisch signifikanten Bezug zur Arbeitszufriedenheit bzw. den Fehlzeiten haben. Im *Pretest*
wurde der Fragebogen auf Verständlichkeit und Vollständigkeit
geprüft. Dass dies erfolgreich gelang, zeigte sich an der Kontingenztafelanalyse mit Chi^2 von Arbeitszufriedenheit und den Einzelitems F13 bis F47: Außer zwei *Items hatten alle statistisch hohen
Bezug* zur Arbeitszufriedenheit.

c) **Objektivität** zu Fragen über Arbeitszufriedenheit und Belastung
sind, ebenso wie zum Gesundheitszustand bzw. zur Leistungsfähigkeit, schwer überprüfbar, insbesondere bei Fehlzeiten ohne eindeutig somatische Ursachen (dies gilt nach Schätzungen in der Li-

---

[49] Bungard 1997, S. 13

24

teratur für mehr als die Hälfte aller Fälle).[50] Mitarbeiterbefragungen sind u.a. ein Instrument der Einstellungsmessung. Die Ergebnisse reflektieren deren persönliche Meinungen und sind damit subjektiv. Auch wenn diese nicht immer mit der Realität übereinstimmen, sollten diese Meinungen ernst genommen werden, insbesondere von Vorgesetzten.[51]

d) **Reliabilität:** Die Mitarbeiterbeurteilungen (zur eigenen Arbeit, zum Betriebsklima...) sollten möglichst nicht situativ, sondern über eine gewisse Zeit konstant sein. Optimalerweise sollte der Erhebungsbogen daher vor allem solche Fragen und Antwortmöglichkeiten enthalten, die bei wiederholtem Einsatz bei gleichen Personen, z. B. nach vier bis sechs Wochen zu ähnlichen Ergebnissen führen. Dies ist bei Mitarbeiterbefragungen häufig nicht möglich, da die meisten Arbeitgeber nicht bereit sind, in der Arbeitszeit eine zweite Befragung durchzuführen, nur um „wissenschaftlichen Standards" zu genügen. Auch bei den Mitarbeitern wird die Compliance sinken, wenn die Befragungen zu oft durchgeführt werden.

Aus diesen Gründen wurde in der vorliegenden Studie auf die Überprüfung der Reliabilität anhand einer zweiten Befragung verzichtet.

2.4 Statistische Methoden

Die Auswertung erfolgte mit dem Statistikprogramm SAS.
Eine deskriptive Inhaltsanalyse geschah auf folgender Basis:

- Auswertung der *Antworthäufigkeiten und -verteilung* absolut und in Prozent, sowie kumulierte Zahlen: für Examinierte und Schüler getrennt und die 5 Häuser im Vergleich.
- Mittels *Kontingenztafelanalyse mit Chi²* wurde der Bezug von Items F13 bis F73 auf:
  - *Arbeits-, Lebenszufriedenheit und Fehlzeitenangaben* und
  - *demographische Variablen* überprüft,
  - sowie ein *Stationsgrößenvergleich* erstellt.

---

[50] Kleinbeck 1998, S. 60
[51] Bungard 1997, S. 13

Zur Auswertung des **Pretests** wurden folgende statistische Verfahren angewendet:

1. *Häufigkeiten* – absolut und in Prozent, sowie kumulierte Zahlen
2. *Korrelationen* (Spearman rank-order correlations)
3. *Cronbach's Alpha*

3. Ergebnisse und Wertung

Im folgenden Kapitel werden die Ergebnisse der Studie dargestellt, diskutiert und den Ergebnissen anderer, ähnlicher Studien gegenübergestellt.

Die Ergebnisse sind nach den Variablen des Untersuchungsmodells gegliedert: demographische Daten, Arbeitsorganisation, Führung und Zusammenarbeit, Belastungssituation, Fluktuation und Fehlzeiten allgemein sind jeweils in einem Kapitel dargestellt. In diesen Kapiteln werden dann die jeweiligen Einzelitems des Erhebungsbogens behandelt in Bezug auf Antworten-Häufigkeitsverteilung, Auswirkungen auf Arbeitszufriedenheit und Fehlzeiten, und Vergleich mit Ergebnissen anderer Studien. Direkt bei den Problemschilderungen werden Ansatzpunkte zur Verbesserung gegeben, unter Berücksichtigung der Ergebnisse der Rubrik „Änderungsvorschläge" im Erhebungsbogen. (In der vorliegenden Studie wurden bewusst nur solche Verbesserungsvorschläge abgefragt, die eine realistische Chance zur Umsetzung haben und wenig Kosten verursachen.) Im Anschluß werden die Ergebnisse der Schülerbefragung und des Stationsgrößenvergleiches dargestellt.

Die Ergebnisse von Mitarbeiterbefragungen sollten sehr ernst genommen werden: Mitarbeiter sind häufig die Experten für ihren eigenen Arbeitsplatz, sie haben die besten Kenntnisse der Arbeit und der Arbeitsbedingungen vor Ort.[52]

3.1 Demographische Variablen: hoher Einfluss auf Arbeitszufriedenheit und Fehlzeiten

Von den *demographischen Daten* hatten drei Items starken Bezug zur zusammenfassenden Frage der „beruflichen Gesamtzufriedenheit":
- *Alter* (je älter, desto zufriedener),
- *Arbeitsumfang* (Teilzeitkräfte zufriedener als Vollzeitkräfte) und
- *Berufserfahrung* (je mehr Erfahrung, desto zufriedener).

[52] Baudis 1998, S. 283

Die Dauer der *Krankenhaus- und Stationszugehörigkeit* werden in diesem Kapitel nicht behandelt, da die Zusammenhänge weitgehend die gleichen waren wie bei *Jahre der Berufserfahrung*.

3.1.1 Alter: Zufriedenheit steigt mit dem Alter

Die 861 Probanden hatten folgende Altersverteilung: 20 Jahre und jünger: n = 1; 21 bis 30 Jahre: n = 297 (35 Prozent); 31 bis 40 Jahre n = 270 (31 Prozent); 41 bis 50 Jahre n = 211 (25 Prozent) und über 50 Jahre: n = 79 (9 Prozent). Für die Auswertung wurden drei Altersklassen gebildet: bis 30 Jahre; 31 bis 40 Jahre und über 40 Jahre.

Das Alter hat Einfluss auf die meisten Aspekte der Arbeitszufriedenheit.

Je älter die Pflegekräfte waren, *desto häufiger kam Zufriedenheit* mit den betrieblichen Abläufen vor. Der positive Zusammenhang zwischen Alter und Zufriedenheit bestätigte die Ergebnisse anderer Studien.

Ältere Mitarbeiter mit der Arbeitsorganisation zufriedener

Das kann verschiedene Ursachen haben: Im Bereich **Arbeitsorganisation** dürfte dies insbesondere mit einer *Gewöhnung und zunehmenden Vertrautheit* mit den gegebenen Umständen zusammenhängen und der *Anpassung des Anspruchsniveaus.* Aus Industriestudien ist bekannt, dass im Laufe des Berufslebens das Anspruchsniveau der vorgefundenen Realität angepasst wird, so dass die Unzufriedenheit abnimmt.[53] Der Gewöhnungseffekt lässt gewisse „Missstände" nicht mehr als solche wahrnehmen, so z. B. die Einhaltung der Planung und der Zusammenarbeit der Abteilungen. Gegenüber den jungen Kräften sind vielleicht die Erwartungen realistischer geworden.

Da mit zunehmendem Alter *Erfahrungen und Kompetenz* steigen, erleben die Pflegekräfte über 40 *mehr Einfluss auf ihr Arbeitsumfeld.* Das könnte die höhere Zufriedenheit bei der Zusammenarbeit mit Ärz-

---

[53] Schiesser 1984

ten und anderen Abteilungen erklären (in beiden Fällen waren die über 40-Jährigen doppelt so häufig „sehr zufrieden" wie ihre Kollegen unter 30). Die „gewachsenen" persönlichen Kontakte innerhalb des Krankenhauses können hierbei hilfreich sein: Die Kommunikation ist zielgerichteter und effektiver.

Die größere Zufriedenheit mit den Arbeitsbedingungen könnte auch damit zusammenhängen, dass diese in früheren Zeiten schlechter waren.

Besonders stark war der Altersfaktor bei der Beurteilung der *Arbeitszeitregelung:* Über 40-Jährige waren damit fast zur Hälfte „sehr" zufrieden, unter 30-Jährige nur zu einem Viertel. Dies hängt damit zusammen, dass mit dem Alter der Anteil an Teilzeitkräften ansteigt (Teilzeitquote unter 30 Jahre = elf Prozent, 31–40 Jahre = 42 Prozent und über 40 Jahren = 47 Prozent) und somit eine bessere Vereinbarkeit von Arbeits- und Privatleben möglich ist. Gleichzeitig wäre vorstellbar, dass die jüngeren Kräfte mehr Anspruch auf Freizeit haben („fun-society": Freizeit hat sehr hohen Stellenwert). Dieses Ergebnis bestätigt Ergebnisse anderer Studien.[54]

Im Bereich **Führung und Zusammenarbeit** wurden die meisten Items unabhängig vom Alter beantwortet: Die Beurteilung von Vorgesetztenverhalten und Stationsklima ist wohl mehr eine Sache der zwischenmenschlichen „Chemie" als des Alters. Nur zwei Faktoren wurden „altersspezifisch" beantwortet: Interessanterweise waren die jüngeren Kräfte unter 30 mit der Unterstützung durch Kollegen am häufigsten „sehr zufrieden" (55 Prozent) und ihre Kollegen zwischen 31 und 40 Jahren am wenigsten (36 Prozent). Dies könnte damit zu tun haben, dass die jüngeren Kräfte in den ersten Berufsjahren viel Unterstützung und Anleitung von ihren Kollegen bekommen. Mit dem Krankenhaus konnten sich die Pflegekräfte mit steigendem Alter mehr identifizieren.

Stressempfinden verändert sich mit dem Alter

Im Bereich **Belastung** war kein „*Alters-Trend*" zu erkennen – hier muss differenziert betrachtet werden: Junge Kräfte bis 30 fühlten sich durch Organisatorisches stärker belastet (z. B.: unklare Anweisungen, Erwartungen der Vorgesetzten, störende Unterbrechungen…) und

---

[54] Pfaff et al., 1999, S. 81

durch Patientenverhalten. Ältere Pflegekräfte fühlten sich dagegen durch körperliche und konzentrative Anforderungen belastet. Insgesamt war der Altersfaktor in Bezug auf das Empfinden von Belastungen gering. Interessanterweise stieg mit dem Alter die Meinung, dass der *eigene Arbeitseinsatz überdurchschnittlich* sei: Über 40-Jährige waren doppelt so häufig dieser Meinung wie unter 30-Jährige (sieben zu 13 Prozent).

Fluktuationsbereitschaft: Das Alter hat starken Einfluss auf die Beantwortung der Frage, ob die *Arbeit bis zum Rentenalter durchgehalten* werden kann. *Mit steigendem Alter* nimmt die momentan vorstellbare *Arbeitsdauer zu.* Auf die Frage, ob ihre Arbeit bis zum Rentenalter durchzuhalten sei, antworteten die über 40-Jährigen vier mal so oft mit einem eindeutigen „Ja" wie die unter 30-Jährigen (20 zu fünf Prozent). Mit einem klaren „Nein" antworteten die jüngeren Kollegen (< 30 Jahre) zu einem Drittel, die älteren (> 40 Jahre) dagegen nur zu 13 Prozent.

Dabei sind wohl finanzielle „Zwänge" und geringe berufliche Alternativen ab dem 40. Lebensjahr ein wesentlicher Aspekt. Dies wird durch die Beantwortung der Frage „*Würden Sie Ihre Berufsentscheidung nochmals treffen?*" deutlich: Mit steigendem Alter wurde diese Frage häufiger mit „eher nein" oder „Nein" beantwortet: 23 Prozent, 33 Prozent und 37 Prozent. Warum dies so ist, muss in Folgestudien geklärt werden.

Das Alter hatte auch auf eine *„nochmalige" Berufsentscheidung* Einfluss: Mit zunehmendem Alter würden die Pflegekräfte ihre Berufsentscheidung *nicht* noch einmal treffen. Bei den bis 30-Jährigen würden dies 23 Prozent nicht mehr tun, bei den bis 40-Jährigen 33 Prozent und bei den über 40-Jährigen würden 37 Prozent ihren Beruf nicht noch einmal wählen.

Die **Änderungsvorschläge** wurden nur gering durch den Altersfaktor beeinflusst. Ein Unterschied zeigte sich bei den Items, die sich auf die persönliche Ebene bezogen, *„Erkundigung nach Rückkehr erwünscht"* und *„mehr Anerkennung für Mitarbeiter, die nie fehlen"*: Beides wurde mit zunehmendem Alter der Mitarbeitern häufiger gewünscht. Dies könnte im Zusammenhang damit stehen, dass ältere Mitarbeiter ihren eigenen Arbeitseinsatz häufiger als überdurchschnittlich ansahen als junge: Dafür möchten sie mehr Anerkennung. Über die Umsetzung dieser beiden Änderungsvorschläge sollten die Leitungen der Krankenhäuser nachdenken: Hier ist mit geringem Aufwand eine deutliche Erhöhung der Mitarbeitermotivation zu erreichen!

An *Gesundheitszirkeln, Fortbildungen, Teilnahme an Routinebesprechungen und Rotationssystem* waren die Pflegekräfte *unter 30 häufiger* interessiert als ihre älteren Kollegen.

Arbeits- und Lebenszufriedenheit: Bei diesen zwei Fragen bestätigten sich Erkenntnisse aus anderen Studien: ein U-förmiger Zusammenhang zwischen Alter und Zufriedenheit. Jüngere Arbeitnehmer sind zufrieden; im Laufe ihres Arbeitslebens sinkt die Zufriedenheit, um dann langsam kontinuierlich bis zum Ende der Erwerbstätigkeit anzusteigen.[55]

31 bis 40-Jährige als „kritischste" Gruppe

Die Gruppe der 31 bis 40-Jährigen ist die „kritischste" Gruppe (entgegen der landläufigen Meinung): Sie erreicht bei fast allen Zufriedenheitsaspekten die niedrigsten Werte. In der Literatur wird dieses Ergebnis damit begründet, dass die jüngsten Arbeitnehmer ganz allgemein einen ausgeprägten Optimismus haben. Wenn die hohen Erwartungen nicht erfüllt werden, kommt es zu einer erhöhten Unzufriedenheit (am ausgeprägtesten bei den 31–40-Jährigen). Im Laufe der Jahre werden zum einen die Wunschvorstellungen der Realität angepasst und zum anderen verbessert sich die berufliche Situation (das Gehalt steigt, die Position verbessert sich, die Arbeit wird interessanter und wichtiger…): die Zufriedenheit steigt wieder.[56]

Ein weiterer Aspekt ist der *„Healthy worker effect":* Hierunter versteht man Selektionsphänomene, die zu „verdrehten" Ergebnissen führen können. Es ist denkbar, dass jene Pflegekräfte, die mit ihrem Beruf unzufrieden sind, diesen bis zum Erreichen eines bestimmten Alters aufgeben. Pflegekräfte, die bis ins „hohe" Alter in ihrem Beruf arbeiten, sind damit zufrieden.[57] Diese These wird durch die Zahlen von Albrecht und Engelke unterstützt. In dieser Studie wurde die Fluktuation von Pflegekräften aufgeschlüsselt nach einzelnen Altersgruppen: unter 25 Jahren 26 Prozent, 26 bis 30 Jahre 19 Prozent, 31 bis 40 Jahre zehn Prozent, 41 bis 50 Jahre vier Prozent und über 50

---

[55] Neuberger 1974, S. 102 f.
[56] Neuberger 1974, S. 104
[57] Pröll und Streich 1984, S. 10 f.

31

Jahre elf Prozent, wobei es sich bei den über 50-Jährigen größtenteils um natürliche, altersbedingte Abgänge (Rente) handelt.[58]

Ob die älteren Pflegekräfte im Laufe ihrer Berufstätigkeit robuster wurden oder die jüngeren evtl. in außerpflegerischen Tätigkeitsbereiche wechselten, müssen Folgestudien klären.

Mitarbeiter ab 40 haben häufiger nie gefehlt

All diese Altersfaktoren spiegeln sich auch in den **Fehlzeiten** wieder: Ältere Pflegekräfte über 40 Jahre hatten doppelt so häufig *nie* gefehlt, wie ihre jungen Kollegen unter 30 (35 zu 17 Prozent). Auch in allen drei anderen Fehlzeitenkategorien wiesen Mitarbeiter über 40 jeweils die geringsten Fehlzeiten auf. Dieser „Altersvorteil" bestätigte sich erwartungsgemäß bei längerer Berufstätigkeit. Hierbei ist allerdings zu beachten, dass ältere Mitarbeiter zwar seltener fehlen, dafür aber länger.[59]

Die vorliegende Studie fasste alle Fehlzeiten über zehn Tage zusammen. So wurde den *Fehlzeiten von langer Dauer nur bedingt Rechnung getragen*. Dies ergab sich aus dem Ansatz des Konzepts, bei dem es vor allem um die Klärung der motivationsbedingten Fehlzeiten ging: Hierfür sind insbesondere die häufigen, kürzeren Fehlzeiten von Interesse. Des weiteren war das Kollektiv der über 50-Jährigen in dieser Studie zu klein, um hier zu einer gesicherten Aussage zu kommen. In der DAK-Studie konnte gezeigt werden, dass sich gerade in dieser Altersgruppe der Krankenstand rapide erhöht: Zwischen der Alterskategorie 45–49 und der über 60 verdreifachte sich der Krankenstand der Pflegekräfte auf ca. 15 Prozent![60]

Vor diesem Hintergrund ist das Ergebnis der vorliegenden Studie differenziert zu betrachten. Es ist richtig, dass die Anzahl der Fehlzeiten mit steigendem Alter abnimmt. Aber: Wegen der kurzen Falldauer wirkt sich die deutlich höhere Häufigkeit von jungen Mitarbeitern insgesamt nicht in einem höheren Krankenstand aus.[61]

---

[58] Albrecht und Engelke 1980
[59] Morschhäuser2001, S. 27
[60] DAK-BGW Gesundheitsreport 2000, Krankenpflege, S. 147
[61] DAK-BGW Gesundheitsreport 2000, Krankenpflege, S. 147

*FAZIT: Entgegen der sonst praktizierten Bewerberauswahl soll-
te höheres Alter bei Pflegekräften positiv beurteilt werden. Eine
ausgewogene Altersverteilung ist wünschenswert.
Krankenpfleger über 40 Jahre stehen mitten im Leben, sind zufriedener und fehlen seltener als ihre jüngeren Kollegen. Mit ihrer
Berufserfahrung sind ältere Kräfte häufig die entscheidenden
Leistungsträger und auch deshalb ein Gewinn, weil sie anscheinend auch ein höheres „Frustrationspotential" haben: Sie sind
zufriedener, fühlen sich durch Organisationsprobleme weniger
belastet und identifizieren sich doppelt so häufig mit ihrem Krankenhaus.
Selbstverständlich muss dem Fähigkeitsprofil – das sich mit dem
Älterwerden verändert – Rechnung getragen werden. So nimmt
mit dem Alter die empfundene Belastung durch körperliche Arbeit zu (siehe Kapitel 3.4.7 Physische Belastungen). Dem muss
durch alters- und leistungsberücksichtigenden Personaleinsatz
Rechnung getragen werden. Neue, herausfordernde Tätigkeiten
können die Betroffenen motivieren und dadurch gesund erhalten.[62]*

3.1.2 Geschlecht: Motivationsfaktor bei Männer und Frauen unterschiedlich!

Der Pflegebereich ist eine „Frauendomäne": In deutschen Krankenhäusern lag 2003 der Frauenanteil bei 85 Prozent.[63] Insofern lag
die vorliegende Studie „im Schnitt" (104 Männer von 861 befragten
Pflegekräften, das entspricht zwölf Prozent).

Es bestätigten sich die Ergebnisse aus Industriestudien:[64] In den
meisten Bereichen äußerten sich *Frauen zufriedener* als ihre männlichen Kollegen.

Verwunderlich ist, dass Zufriedenheit und tatsächliche Gegebenheiten gar nicht übereinstimmen müssen: So konnte eine Studie zeigen,

---

[62] Morschhäuser2001, S. 31
[63] Statistisches Bundesamt 2004
[64] Neuberger 1974, S. 106

dass Frauen mit ihrer Bezahlung zufriedener sind, obwohl sie weniger verdienen als Männer.[65]

Dabei muss berücksichtigt werden, dass Frauen drei mal häufiger in Teilzeit arbeiten als Männer (37 zu zwölf Prozent). Während Vollzeitkräfte zumeist aus finanziellen Gründen arbeiten, arbeitet ein großer Teil der Teilzeitkräfte eher zum Dazuverdienen, zur Abwechslung oder aus sozialen Kontaktgründen. Es kann durch ein geringeres Anspruchsniveau zu einer größeren Zufriedenheit kommen.[66]

Um sicher zu gehen, dass der Effekt der höheren Zufriedenheit nicht durch die Teilzeitquote verzerrt wird (Frauen arbeiten drei mal häufiger in Teilzeit als Männer und Teilzeitkräfte waren in allen Bereichen zufriedener), geschah eine Auswertung nochmals *nur mit Vollzeitkräften*. Die Ergebnisse änderten sich dadurch nur geringfügig.

Folgende Ergebnisse beziehen sich auf Vollzeitkräfte.

Frauen mit Organisation und Führung zufriedener als Männer

Im Bereich **Arbeitsorganisation** waren bei fast allen Items die Krankenschwestern zufriedener als ihre männlichen Kollegen: Bei den Arbeitsinhalten, beruflichem Ansehen, Arbeitszeitregelung und Einkommen waren Frauen deutlich zufriedener als ihre männlichen Kollegen. Ausnahme war die Zusammenarbeit mit Ärzten: Hier waren Frauen doppelt so häufig *unzufrieden* wie Männer (29 zu 15 Prozent). Dies kann mit einem stärkeren „Harmoniebedürfnis" von Frauen erklärt werden: sie haben häufig einen höheren Anspruch an soziale Beziehungen als Männer.

Auch mit **Führung und Zusammenarbeit**, also Vorgesetzten und Kollegen waren Frauen zufriedener. Am größten war der Unterschied bei der Frage, ob das *Verhalten des Vorgesetzten* fair und freundlich ist: „fast immer" antworteten 40 Prozent der Frauen, aber nur 27 Prozent der Männer!

Überraschenderweise konnten sich die männlichen Kollegen besser *mit ihrem Krankenhaus identifizieren*: „fast immer" konnten dies Männer zu 27 Prozent und Frauen zu 19 Prozent.

---

[65] Neuberger 1974, S. 106
[66] Neuberger 1974, S. 107

34

Frauen fühlen sich durch leidende Patienten doppelt so stark belastet

Was **Belastungsaspekte** anging, so zeigten sich nur bei wenigen Fragen geschlechtsunterschiedliche Antworten. Bei den drei Fragen, bei denen es Unterschiede gab, fühlten sich die *Frauen stärker belastet* als die Männer:

Am stärksten zeigte sich der Zusammenhang bei der Frage, ob sich das Krankenpflegepersonal *noch nach Dienstschluß gedanklich mit schwerkranken Patienten beschäftigt.* Krankenschwestern machten diese Angabe doppelt so oft wie ihre männlichen Kollegen!

Auch durch *Schwerkranke und Patientenverhalten* fühlten sich Frauen deutlich häufiger stark belastet. Dies kann auf die größere Sensibilität gegenüber sozialen Belastungen zurückgeführt werden.

Dass sich **Frauen** insgesamt **mit ihrem Pflegeberuf besser identifizieren** können zeigte sich an zwei Fragen: Bei der *Sinnhaftigkeit der Arbeit.* Daran hatten fast die Hälfte der Frauen noch nie gezweifelt aber nur 34 Prozent Männer. Die Frage, ob die Berufsentscheidung nochmals so getroffen würde bejahte fast die Hälfte der Frauen (45 Prozent), aber nur 27 Prozent der Männer.

Bei den **Änderungsvorschlägen** gab es nur zwei wesentliche Unterschiede: Männer wollten sich deutlich häufiger an *Ideenwettbewerben* beteiligen als ihre Kolleginnen: „Ja" 54 zu 30 Prozent. Frauen begrüßten dagegen etwas häufiger die Einführung von *Gesundheitszirkeln.* Dies bestätigt die Ergebnisse anderer Studien, wonach sich Frauen an Angeboten zur betrieblichen Gesundheitsförderung stärker beteiligen als Männer.[67]

Fehlzeiten absolut: Insgesamt fehlten Männer und Frauen im vorliegendem Kollektiv gleich häufig. Dies entspricht den Angaben des Bundesministeriums für Gesundheit. Das BGM wertete die Daten der GKV-Pflichtmitglieder aus (ca. 90 Prozent der in Deutschland wohnenden Bevölkerung). Danach hatten Männer im Jahr 2003 einen Krankenstand von 3,63 Prozent und Frauen von 3,56 Prozent; 1999 lagen die Männer bei 4,31 Prozent und die Frauen bei 4,11 Prozent. Diese Angaben schwankten stark innerhalb der verschiedenen Kassenarten.[68]

---

[67] Wanek, 1999, S. 351
[68] Bundesministerium für Gesundheit, 2004

Im Rahmen des DAK-Gesundheitsreports 2001 wurden über die Jahre 1999 bis 2001 die AU-Tage nach Geschlecht ausgewertet. Dabei fehlten die weiblichen Versicherten immer um 0,3 bis 0,4 Prozentpunkte häufiger als die männlichen (Männer 3,4 Prozent und Frauen 3,7 Prozent). Die Hälfte dieser Differenz entfällt auf Komplikationen durch Schwangerschaft außerhalb des Mutterschutzes. Die restliche Differenz wird durch die Mehrfachbelastung durch Beruf und Familie erklärt, sowie durch unterschiedliches Gesundheitsverhalten: Frauen bemerken Krankheitszeichen früher und nehmen sie ernster.[69] In der DAK-Studie „Krankenpflege" hatten Frauen und Männer ungefähr gleich hohe Fehlzeiten.[70]

Fehlzeiten und Motivationsfaktor: bei Frauen und Männer unterschiedlich!

Die schlechtere Identifikation mit dem Beruf und die Unzufriedenheit mit der Arbeit scheint sich bei *Männern in einem höheren Anteil an motivationsbedingten Fehlzeiten* niederzuschlagen: Bei Männern gab es größere Zusammenhänge zwischen der Beurteilung der Einzelitems und der Höhe von Fehlzeiten – *positiv wie negativ.* Waren Krankenpfleger mit den Einzelitems *„sehr zufrieden",* so wiesen sie deutlich *häufiger keine Fehltage* auf als ihre Kolleginnen. Das galt auch umgekehrt: Waren Männer *unzufrieden,* so führte das zu *höheren Fehlzeiten als bei Frauen.*

So sahen es auch die Probanden selbst: Während Frauen zu 45 Prozent antworteten, dass die *Hälfte aller Fehlzeiten motivationsbedingt* sei, waren zwei Drittel aller Männer dieser Ansicht!

Männer haben geringere Frustrationstoleranz

Die Frustrationstoleranz gegenüber betrieblichen „Schwächen" ist (jedenfalls im Pflegebereich) bei Männern geringer als bei Frauen. Bestes Beispiel: Die *Zufriedenheit mit dem Einkommen.* Pfleger, die damit *zufrieden* waren, hatten *drei mal häufiger keine Fehltage* und *drei mal seltener „hohe" Fehlzeiten* (zehn und mehr Tage) als ihre unzufriedenen Kollegen. Bei Frauen war der Einfluss wesentlich geringer.

---

[69] DAK-Gesundheitsreport 2001, S. 49
[70] DAK-BGW Gesundheitsreport 2000, Krankenpflege, S. 146

Zufr. Einkommen →	Fast immer / häufig	Selten	Fast nie
Keine Fehltage	47 % /(F: 23 %)	26 % /(F: 24 %)	15 % /(F: 16 %)
1-9 Tage	40 % /(F: 50 %)	54 % /(F: 40 %)	34 % /(F: 51 %)
10 + Tage	13 % /(F: 27 %)	20 % /(F: 36 %)	51 % /(F: 35 %)
Σ (n)	100 % (n=15)	100 % (n=35)	100 % (n=39)

Tab. 1: Zusammenhang von „Zufriedenheit mit Einkommen" und Fehltagen bei Männern (in Klammern: Bezug bei Frauen)

Analoge Relationen galten für *Zufriedenheit mit der Arbeitszeitregelung und Unterstützung durch Vorgesetzte* und – etwas weniger stark ausgeprägt – für zwölf andere Items.

Männer, die mit ihren *Arbeitsinhalten unzufrieden* waren, hatten mehr als doppelt so häufig hohe Fehlzeiten als ihre Kolleginnen, die ebenfalls unzufrieden waren: 66 zu 28 Prozent!

Auch Unzufriedenheit mit dem *beruflichen Ansehen* hat Auswirkungen: Jene *Männer,* die mit beruflichem Ansehen „*sehr zufrieden*" *waren, hatten jedoch doppelt so häufig keine Fehltage* wie ihre Kolleginnen: 43 zu 21 Prozent. Auch hohen Fehlzeiten kamen bei sehr zufriedenen Männer seltener vor als bei Frauen: 24 zu 35 Prozent.

Unzufriedene Männer fehlen häufiger als Frauen

All diese Einzelfaktoren zeigten sich auch bei *allgemeiner Arbeitsunzufriedenheit:* Dies wirkte sich bei männlichen Pflegekräften stärker auf die Fehlzeiten aus als bei Frauen. *Keine* Fehltage kamen bei *arbeitsunzufriedenen* Männern deutlich seltener vor als bei unzufriedenen Frauen, bzw. hohe Fehlzeiten (> 10 Tage) kamen bei Männern häufiger vor.

Noch stärker als bei der *Arbeitsunzufriedenheit* zeigte sich ein geschlechtsspezifischer Unterschied zwischen *Lebensunzufriedenheit* und Fehlzeiten: Auch hier wirkte sich Unzufriedenheit bei männlichen Pflegekräften stärker auf ihre Ausfallzeiten aus als bei Frauen. *Keine Fehltage* kamen bei arbeitsunzufriedenen Männern mit acht Prozent fast gar nicht vor, bei unzufriedenen Frauen dagegen zu 20 Prozent! Beeindruckend war auch die Relation bei „hohen" Fehlzeiten (> 10 Tage): unzufriedene Männer 62 Prozent – Frauen nur 43 Prozent!

Bei Krankenpflegern weniger Fehlzeiten durch mehr Zeitdruck?

Sehr überraschend waren folgende Ergebnisse: *Starke Konzentration, Zeitdruck/Stress und Überstunden wirkten sich bei Männern positiv auf die Fehlzeiten aus!*

War *starke Konzentration* „fast immer" notwendig, so hatten Männer *doppelt so häufig keine Fehltage* wie Kollegen bei denen „fast nie" hohe Konzentration nötig war: 24 zu zwölf Prozent. Gleiches galt für hohe Fehlzeiten: Männer, die sich „fast immer" stark konzentrieren mussten, hatten zu einem Drittel hohe Fehlzeiten, ihre Kollegen, die dies „fast nie" mussten sogar zur Hälfte! (bei Frauen kaum Einfluss).

Starker Zeitdruck →	Fast immer	häufig	Selten /Fast nie
Keine Fehltage	22 % /(F: 14 %)	29 % /(F: 20 %)	11 % /(F: 24 %)
1-9 Tage	45 % /(F: 35 %)	47 % /(F: 51 %)	40 % /(F: 51 %)
10 + Tage	33 % /(F: 51 %)	25 % /(F: 29 %)	53 % /(F: 25 %)
N = 100 %	18 /(F: 96)	52 /(F: 257)	19 /(F: 104)

Tab. 2: Zusammenhang zwischen „Starker Zeitdruck" und Fehltagen bei Männern (in Klammern: Bezug bei Frauen)

Besonders interessant war der Zusammenhang von *starkem Zeitdruck und Fehlzeiten:* Dies wirkte sich bei *Männern* gänzlich *gegensätzlich aus als bei Frauen – nämlich positiv!*

Männer, die starken Zeitdruck bei der Arbeit erlebten, hatten *doppelt so häufig keine Fehltage* wie ihre Kollegen ohne diesen Stress: 22 zu elf Prozent. *Hohe Fehlzeiten* kamen bei Männern mit Stress nur zu einem Drittel vor, ohne Stress bei über der Hälfte! Bei Frauen wirkte sich Stress (wie eigentlich zu erwarten war) negativ auf die Fehlzeiten aus: Mehr Stress bedeutete (deutlich) mehr Fehlzeiten.

Dieses sehr überraschende Ergebnis spiegelte sich auch in der Frage nach *Überstunden* wieder: Männer, die „fast immer" oder „häufig" Überstunden machten, hatten doppelt so häufig keine Fehltage wie ihre Kollegen, die „selten" oder „fast nie" Überstunden hatten: 33 zu 14 Prozent! (Bei Frauen kein Einfluss).

Männer fühlen sich evtl. *eher unterfordert* und daraus resultiert „Sich-nicht-gebraucht-Fühlen" mit höheren Fehlzeiten.

Ab wann dies gesundheitsschädlich wird, muss bei Männern geklärt werden. Frauen verhalten sich oft körperbewusster und erkennen eher Belastungsgrenzen.

FAZIT: Ob es angestrebt werden sollte, die „Männerquote" zu erhöhen ist fraglich: Die im Pflegeberuf gefragten Sozialkompetenzen scheinen für Frauen „erfüllender" zu sein als für ihre männlichen Kollegen. Frauen sind in allen Bereichen zufriedener und würden ihre Berufswahl zu einem wesentlich größeren Teil nochmals treffen. Das „Mehr an Empathie" beim Umgang mit Patienten zeigte sich u. a. an der doppelt so oft angegebenen hohen Belastung durch Schwerkranke bei weiblichen Pflegekräften.

Es gibt aber einen kleine Gruppe von Krankenpflegern, die sich durch ihren Beruf ausgefüllt fühlt und – jedenfalls in Bezug auf die Fehlzeiten – noch mehr Engagement zeigt: „Sehr zufriedene" Pfleger fehlten seltener als ihre Kolleginnen, die genauso zufrieden waren.

Starke Konzentration und hoher Zeitdruck scheinen einige männliche Pflegekräfte zu benötigen, um zu „Höchstform aufzulaufen" – mit der Folge deutlich geringerer Fehlzeiten.

3.1.3 Zivilstand – Mitarbeiter mit Partner sind zufriedener

Von den 861 befragten Pflegekräften lebten 526 (61 Prozent) mit ihrem Partner zusammen.

Der Zivilstand (mit oder ohne Partner lebend) hatte nur auf acht der 61 Items eine signifikante Auswirkung: Auf die *Zufriedenheit mit Arbeitsorganisation, Arbeitsbedingungen und Arbeitszeitregelung, die rechtzeitige Information, Identifikation mit dem Krankenhaus, unklare Anweisungen des Vorgesetzten und die Gesamt-Lebenszufriedenheit.*

Diejenigen Mitarbeiter, die *mit ihrem Partner* zusammenlebten, waren dabei in allen Fällen mit der Situation *zufriedener.* Mit ihrem Leben waren sie sogar *doppelt so häufig „sehr zufrieden"* gegenüber ihren Single-Kollegen (45 zu 23 Prozent).

Diese positive Grundeinstellung macht offenbar *toleranter gegenüber „betrieblichen Schwächen":* Mit Arbeitsbedingungen, Organisation, Arbeitszeitregelung und rechtzeitiger Information sind mit Partner lebende durchweg zufriedener als Ledige. Außerdem konnten sich diese deutlich besser mit ihrem Krankenhaus identifizieren.

Dies stimmt mit den Ergebnissen der Industriestudien überein: In den Bereichen, in denen sich die Zufriedenheit signifikant unterschied, waren die Verheirateten zufriedener, einschließlich Tätigkeit und Bezahlung.[71]

FAZIT: Wo es machbar ist, sollte auf den Stationen darauf geachtet werden, dass die Relation alleinstehender Pflegekräfte zu jenen mit Partnern zahlenmäßig ausgewogen ist. Bei gleicher Qualifikation sind die, die mit Partner leben, zu bevorzugen; bei Frauen allerdings mit dem Risiko einer Kinderauszeit.

3.1.4 Familiensituation – Kinder machen zufriedener

Von den Pflegekräften hatten 37 Prozent Kinder und vier Prozent Angehörige zu versorgen. Auf Grund der zu kleinen Gruppe „Angehörige zu pflegen" wurden für die weitere Auswertung „Kinder und Angehörige zu versorgen" zusammengefasst.

Kollegen mit Kindern waren (wenn es Unterschiede gab) in allen Bereichen *zufriedener als ihre Kollegen ohne Kinder.*

Dies traf besonders für Bereiche zu, bei denen *Kommunikation* gefragt war: Zusammenarbeit mit Ärzten und anderen Abteilungen und Einhaltung der Planung. Außerdem scheinen Pflegekräfte mit Kindern eine *positivere Grundeinstellung* zu haben. *Sie fühlen sich häufiger gebraucht* und haben eine größere Belastungstoleranz: Durch Patientenverhalten sowie häufige Arbeitsunterbrechungen *fühlen sie sich weniger stark belastet* als ihre Kollegen ohne Kinder. Und sie können sich doppelt so häufig *mit ihrem Krankenhaus identifizieren.*

Dass Mitarbeiter mit Kindern mit ihrer Arbeitszeitregelung deutlich zufriedener sind, hängt sicherlich auch mit der hohen Teilzeitquote in dieser Gruppe zusammen: Pflegekräfte mit Kindern arbeiteten zu 58 Prozent in Teilzeit, ihre Kollegen ohne Kinder nur zu 16 Prozent.

---

[71] Neuberger 1974, S. 112

Mitarbeiter mit Kindern, haben überdurchschnittliche Berufsmotivation und Organisationstalent

Die höhere Zufriedenheit spricht dafür, dass Pflegekräfte mit Kindern nicht nur aus „wirtschaftlichem Druck" weiterarbeiten, sondern auch aus hoher Berufsmotivation. Ein Leben zwischen Beruf und Familie erfordert optimale Organisation des Familienlebens mit evtl. höherer Lebensqualität und mehr „Nerven" und Gelassenheit im Berufsleben.

Was letztendlich relevant ist, wenn sich Frauen mit Kindern für den beruflichen Wiedereinstieg entscheiden – Geld oder Freude an der Arbeit – muss in Folgestudien speziell für Krankenhaus-Pflegekräfte geklärt werden.

Für Freude an der Arbeit spricht die Beantwortung der Frage, ob die *Arbeit bis zum Rentenalter* durchgehalten werden kann: Mitarbeiter mit Kindern konnten sich das häufiger vorstellen als ihre Kollegen ohne Kinder (44 zu 29 Prozent).

Erstaunlicherweise gaben Pflegekräfte mit Kindern nur marginal höhere Arbeits- und Lebenszufriedenheit an.

Fehlzeiten sind hier differenziert nach Männern und Frauen zu betrachten: Krankenschwestern, die Kinder oder Angehörige versorgen, hatten in allen vier Gruppen *geringere Fehlzeiten* als ihre Kollegen ohne Kinder. Männliche Pflegekräfte mit Kindern hatten dagegen etwas höhere Fehlzeiten als ihre Kollegen ohne Kinder.[72]

FAZIT: Die Studienergebnisse sprechen dafür, dass Krankenhäuser mehr für ihre (weiblichen) Pflegekräfte mit Kindern tun sollten: Mit flexiblen Arbeitszeitmodellen, aber auch mit betrieblichen Kindergärten (insbesondere in großen Kliniken) könnten diese Mitarbeiter unterstützt werden und so für Teilzeitarbeit gewonnen werden.

---

[72] Price und Müller S. 212

3.1.5 Berufsgruppen

Die 861 befragten Probanden teilten sich auf in 460 Krankenpfleger, 344 Kinderkrankenschwestern, 26 Hebammen, zehn Erzieher (Jugendpsychatrie) und 19 Altenpfleger (geriatrische Klinik). Da die Erzieher und Altenpfleger auf den jeweiligen Stationen die gleiche Arbeit verrichteten wie die Kollegen mit einer Krankenpflegeausbildung, wurden sie zusammen mit den Krankenpflegekräften ausgewertet.

Alle drei Berufsgruppen erlebten ihre *Arbeitsinhalte* ungefähr zur Hälfte als „fast immer" interessant: An erster Stelle die Kinderkrankenschwestern (57 Prozent), an letzter Stelle die Krankenpflegekräfte (47 Prozent). Hebammen lagen in der Mitte.

Krankenpfleger waren in den Bereichen **Arbeitsorganisation und Führung** am häufigsten zufrieden, gefolgt von den Kinderkrankenschwestern und zuletzt von den Hebammen. Ihre *Arbeit körperlich anstrengend* empfanden Krankenschwestern dreimal so häufig wie Kinderkrankenschwestern: 31 zu zehn Prozent. *Belastung durch schwerkranke Patienten* empfanden Kinderkrankenschwestern und Hebammen fast doppelt so häufig wie Krankenschwestern: 68 zu 39 Prozent.

Hebammen relativ unzufrieden mit ihrer Arbeitsumgebung

Hebammen waren mit vielen Dingen *unzufriedener* als die anderen Berufsgruppen: besonders mit der *Einhaltung der Planung*, der *Zusammenarbeit mit anderen Abteilungen*, mit der *Umsetzung von Verbesserungsvorschlägen*, der *rechtzeitigen Information* und den *Aufstiegsmöglichkeiten*. Außerdem hatten sie nur halb so oft das *Gefühl „fast immer" gebraucht zu werden* wie Krankenpfleger (23 zu 52 Prozent).

Daher ist es nicht überraschend, dass sich Hebammen wesentlich *schlechter mit* ihrem *Krankenhaus identifizieren* konnten (nur acht Prozent konnten dies „fast immer"; Krankenschwestern zu 25 Prozent). 62 Prozent der Hebammen konnten sich *nicht* mit ihrem Krankenhaus identifizieren!

Auch *gutes Stationsklima* erlebten Hebammen wesentlich seltener als Krankenpflegekräfte. Dass sich dahinter Rivalitäten verbergen – zwischen Hebammen oder zwischen Hebammen und Ärzten – lassen Mobbing-Probleme vermuten: *Hebammen erlebten Mobbing um den Faktor fünf häufiger* als die anderen Berufsgruppen (46 zu 10 Prozent)! Daher ist es nicht überraschend, dass fast jede zweite Hebamme überlegt, die Stelle zu wechseln!

All diese Faktoren schlugen sich in der Frage der Gesamt-Arbeitszufriedenheit nieder: Hebammen waren mit Abstand am seltensten mit ihrer Arbeit „sehr zufrieden": nur zu vier Prozent (Kinderkrankenschwestern zu 17 Prozent, Krankenschwestern zu 13 Prozent).

Hebammen haben schon *doppelt so oft an einen Stellenwechsel gedacht* als die Krankenpfleger: 46 zu 24 Prozent. Trotzdem denken die Hebammen zur Hälfte, dass sie ihre derzeitige Arbeit bis zum Rentenalter durchhalten können. Die Krankenpfleger und Kinderkrankenpfleger machten diese Angabe nur zu einem Drittel!

All dies wirkte sich auch bei den Fehlzeiten aus: Die Hebammen wiesen deutlich seltener „hohe" Fehlzeiten (> 10 Tage) auf als die Krankenschwestern: 17 zu 30 Prozent. Die Kinderkrankenschwestern lagen in allen vier Gruppen im „Mittelfeld". Zu beachten ist, dass die Gruppe der Hebammen sehr klein ist.

Unter Motivationsaspekten ist die Unzufriedenheit der *Hebammen* überraschend, denn diese *arbeiten wesentlich selbständiger* als Krankenschwestern, z. B. unabhängig von Ärzten: Bei jeder Geburt muss laut Gesetz eine Hebamme dabei sein, aber kein Arzt. So können *Hebammen sehr selbständig arbeiten und entscheiden:* von der Schwangerenberatung zur Geburtsvorbereitung bis hin zur Geburt, allerdings „risikoadaptiert".

Ob sich Hebammen im Kreißsaal dabei mehr mit ihren selbständigen Kolleginnen außerhalb des Krankenhauses vergleichen? Gegenüber den Krankenpflegern haben sie jedenfalls Vorteile in den Punkten Selbständigkeit und Entscheidungsbefugnis.

Je höher die Ausbildung – desto höher das Anspruchsniveau

Auch folgendes ist in Bezug auf die Zufriedenheit der Berufsgruppen erstaunlich. Aus Industriestudien ist bekannt, dass die Ausbildung einen wesentlichen Einflussfaktor auf die Höhe des Anspruchsniveaus und somit auf die Zufriedenheit darstellt: Je höher die Ausbildung, desto besser die Chancen, aber auch desto höher die Ansprüche. Eine Studie verglich Personen mit Volksschulabschluss und Personen mit Realschule/Abitur. Die „gebildete" Gruppe war nur mit den Arbeits-

---

[73] Neuberger 1974, S. 111

bedingungen zufriedener, in allen anderen Einzelaspekten entweder gleich (Kollegen, Vorgesetzte, Bezahlung) oder weniger zufrieden (Tätigkeit, Organisation und Entwicklung). Personen mit „niedrigerer" Bildung haben wesentlich niedrigere Erwartungen und sind deshalb mit einer objektiv ungünstigeren Situation zufrieden.[73]

Betrachtet man die Bewerbersituation für die drei Ausbildungszweige, so ergibt sich folgendes Bild: Ausbildungsplätze an Hebammenschulen sind am begehrtesten: Hier bewerben sich mehrere Hundert Abiturienten auf einen Ausbildungsplatz, gefolgt von den Kinderkrankenschulplätzen. Für die Ausbildung zur „großen Krankenschule" können nicht immer alle Ausbildungsplätze besetzt werden, obwohl die Einstiegsvoraussetzungen niedriger sind (mittlere Reife ausreichend). Haben angehende Hebammen und Kinderkrankenschwestern durch ihre hohen Auswahlanforderungen höhere Erwartungen an ihren zukünftigen Beruf als „normale" Krankenpfleger? Oder stimmt die Schülerauswahl der Schulen nicht?

Auf jeden Fall bedürfen die Hebammen gezielter Betreuung und Beratung durch die betreffenden Krankenhäuser (evtl. professionelle Hilfe zu Konfliktlösungen am Arbeitsplatz bzw. im Kreißsaal). Warum im Kreißsaal Ideenwettbewerbe zu 58 Prozent auf Ablehnung stießen (andere Stationen 25 Prozent bzw. 37 Prozent) ist überraschend. Zu berücksichtigen ist, dass das Kollektiv der Hebammen sehr klein ist und fast vollständig aus zwei Kreißsälen – mit spezifischen Problemen – kommt. Die Krankenpflegekräfte kamen dagegen von vielen Stationen.

FAZIT: Kinderkrankenschwestern waren mit ihrer Arbeit insgesamt am zufriedensten, Hebammen gaben die größte Unzufriedenheit an, auch bei vielen Einzelitems. Deshalb sollte den Hebammen besondere Aufmerksamkeit gewidmet werden. Mit ihrem Beruf an sich scheinen sie zufrieden zu sein, jedoch nicht mit dem Klima im Kreißsaal und auf Station (fast die Hälfte erlebt Mobbing-Probleme).

3.1.6 Berufserfahrung in Jahren – Schwankungen der Zufriedenheit in U-Form

Die Berufserfahrung schwankte zwischen einem Monat und 43 Jahren. Für die Auswertung wurden die 861 Probanden in „Quartile" aufgeteilt: bis fünf Jahre (n = 221), über fünf bis zehn Jahre (n = 177), über zehn bis 20 Jahre (n = 253) und über 20 Jahre (n = 194).

Wie zu erwarten, waren die Beziehungen zum Item Berufserfahrung sehr ähnlich den Ergebnissen beim Item Alter. Auf Grund dieser Ähnlichkeit werden im folgenden Kapitel nur die „Extremgruppen" bis fünf Jahre und über 20 Jahre beruflicher Tätigkeit dargestellt.

Die Zufriedenheit stieg mit den Jahren der Berufserfahrung an. Das galt für viele Items bei **Organisation und Führung**: Bei Unterschieden waren die Mitarbeiter *mit über 20 Jahren Berufserfahrung doppelt so häufig „fast immer" zufrieden wie ihre Kollegen mit weniger als fünf Jahren Berufserfahrung* (siehe Tabellen Seite 148 ff.).

Fast 40 Prozent der erfahrenen Mitarbeiter würden ihren Beruf nicht nochmals wählen

---

Überraschend ist der Zusammenhang zwischen Dauer der Berufserfahrung und der Frage, ob die Krankenpflegekräfte ihre *Berufsentscheidung nochmals* treffen würden: In der Gruppe mit fünf und weniger Jahren Berufserfahrung würden 18 Prozent ihre Berufswahl *nicht* mehr so treffen. In der Gruppe mit mehr als 20 Jahren Berufserfahrung würden sogar 37 Prozent der Krankenpfleger diese Entscheidung *nicht* mehr treffen (siehe Tabellen Seite 148 ff.)!

Lange Berufserfahrung bedeutet nicht nur mehr Fähigkeiten und Kenntnisse des Krankenhausalltages und routinierter Umgang mit Patienten, sondern auch größere Zufriedenheit.

Einbruch der Zufriedenheit nach fünf bis zehn Jahren Berufserfahrung

---

Dies lässt sich am besten anhand der *Zeitdynamik der Gesamt-Arbeitszufriedenheit* im Laufe des Berufslebens zeigen. In der Gruppe mit bis fünf Jahren Berufserfahrung ist der Anteil der „sehr Zufriedenen" hoch (18 Prozent). Es besteht noch großer Optimismus, das eigene Arbeitsumfeld mitgestalten zu können und sich so einzubringen. In den nächsten fünf Jahren Berufserfahrung (fünf bis zehn Jahre) kommt es zu einem regelrechten „Einbruch der Zufriedenheit": Nur noch sieben Prozent der Pflegekräfte sind „sehr zufrieden". Der *Anteil der Unzufriedenen erreicht* mit 24 Prozent *sein Maximum* (vorher 14 Prozent)!

Nach 10 Jahren Berufserfahrung steigt die Zufriedenheit wieder an

Ab dem zehnten Jahr Berufserfahrung wird die Situation wieder besser, der Anteil der „sehr Zufriedenen" steigt wieder an. Dieser U-förmige Verlauf der Zufriedenheit zeigte sich auch in der Studie von Pröll und Streich, mit fast gleichen Zahlen.[74]

Diese Ergebnisse spiegeln sich auch in der *Lebenszufriedenheit* wider: Jene Pflegekräfte mit bis fünf Jahren Berufserfahrung gaben zu 42 Prozent an, mit ihrem Leben „sehr zufrieden" zu sein. Jene mit über fünf bis zehn Jahren Erfahrung gaben dies nur noch zu 31 Prozent an! Ab dem zehnten Berufsjahr stieg die Lebenszufriedenheit wieder an: auf 35 Prozent und bei mehr als 20 Jahren auf 38 Prozent.

Gründe für den Zufriedenheitsanstieg bei erfahren Mitarbeitern: Ausleseprozess, Gewöhnung und steigender Einfluss

Diese Entwicklung der Zufriedenheit im Laufe des Berufslebens kann, wie beim Alter, drei Gründe haben:

Zum einen ein betrieblich günstiger *Ausleseprozess*. Ein Teil jener jüngeren Pflegekräfte, die wenig Freude an ihrer Arbeit hatten, ist vor Erreichen eines höheren Alters ausgeschieden: In der Gruppe mit über 20 Jahren Berufserfahrung sind deshalb jene Pflegekräfte überrepräsentiert, die Spass an ihrer Arbeit haben.

Zum anderen tritt eine *Gewöhnung und zunehmende Vertrautheit* mit den gegebenen Umständen und der damit zusammenhängen *Anpassung des Anspruchsniveaus* ein, verbunden mit mehr Toleranz gegenüber „krankenhausspezifischen Schwächen", besonders im Bereich Organisation. Die Erwartungen sind realistischer als bei jungen Kräften z. B. in Bezug auf die Beurteilung der Einhaltung der Planung.

Und außerdem steigen im Laufe der Berufstätigkeit die *Erfahrungen und die Kompetenz*, so dass die Pflegekräfte mit zehn bis 20 Jah-

---

[74] Pröll und Streich 1984, S. 10 f.

ren Berufserfahrung *mehr Einfluss auf ihr Arbeitsumfeld* haben und somit z. B. die *Zusammenarbeit mit Ärzten und anderen Abteilungen besser beeinflussen* können.

Bei der Belastung zeigten sich keine Unterschiede.

Interessant war die Beantwortung der Frage, ob *Fehlzeiten im eigenen Arbeitsbereich überdurchschnittlich* sind. Dies beurteilten die Pflegekräfte mit zunehmender Berufserfahrung häufiger mit „trifft zu" – diejenigen mit mehr als 20 Jahren Berufserfahrung fast doppelt so oft wie jene mit weniger als fünf Jahren: 31 zu 17 Prozent!

FAZIT: Der positive Alters- und Erfahrungsfaktor sollte sehr bewusst bei der Personalzusammenstellung bedacht werden. Für viele Jüngere könnten die Älteren eine Vorbildfunktion haben, nach dem Motto „Freude an der Arbeit".

Die „natürliche Auslese", ist zwar günstig, aber auch unwirtschaftlich, da ein Teil der ausgebildeten Kräfte nach kurzer Zeit wegen Unzufriedenheit ihren Beruf aufgeben. Könnte man durch „gezieltere" Schülerauswahl die „Aussteigerquote" senken?

3.1.7 Arbeitsumfang: Teilzeitkräfte sind zufriedener und frustrationsresistent

Teilzeitkräfte (n = 294) sind *in fast allen Bereichen zufriedener* und haben deutlich seltener hohe Fehlzeiten als Vollzeitkräfte (n = 564). Dabei sind Teilzeitkräfte sehr häufig einer Doppelbelastung ausgesetzt: drei Viertel von ihnen haben Kinder oder Angehörige zu versorgen.

Kann diese Gruppe deshalb besser organisieren? Im Bereich **Arbeitsorganisation** waren die Teilzeitkräfte besonders häufig zufriedener als ihre Kollegen in Vollzeit. Einzige Ausnahme war die Frage nach den Arbeitsinhalten. Diese beurteilten 54 Prozent der Vollzeitkräfte als „fast immer" interessant, die Teilzeitkräfte etwas seltener mit 46 Prozent (Tabellen siehe Seite 149 ff.).

Teilzeitkräfte: Organisationstalente durch Kombination von Familie und Beruf?

Die höhere Zufriedenheit mit der Arbeitsorganisation ist sicherlich beeinflusst durch mehr Improvisationstalent und mehr „mentaler Flexibilität", um sich auf geänderte Umstände einzustellen. Dies ist bei der Kombination von Kindern und Berufsleben nötig. Auch durch unklare Anweisungen und häufige Unterbrechungen *fühlten sich Teilzeitkräfte deutlich weniger belastet.*

Dass Teilzeitkräfte mit *weniger Überstunden* auskommen, könnte auf besseres Zeitmanagement hinweisen. Wie zu erwarten, war die Zufriedenheit mit der Arbeitszeitregelung bei den Teilzeitkräften fast doppelt so hoch wie bei Vollzeitkräften: 51 zu 27 Prozent.

Im Bereich **Führung und Zusammenarbeit** zeigten sich *mit Ausnahme der Identifikation mit dem Krankenhaus keine Unterschiede.* Teilzeitkräfte konnten sich zu 24 Prozent mit ihrem Krankenhaus „fast immer" identifizieren, Vollzeitkräfte konnten dies nur zu 18 Prozent. *Teilzeitkräfte fühlten sich weniger stark belastet* als ihre Kollegen mit einer 100 Prozent-Stelle.

All dies spiegelt sich auch in der generellen *Arbeitszufriedenheit* wider: *Teilzeitkräfte waren seltener mit ihrer Arbeit unzufrieden* als ihre Kollegen in Vollzeit: elf zu 19 Prozent.

Teilzeitkräfte haben deutlich geringere Fehlzeiten als ihre Vollzeitkollegen

---

Die deutlich größere Zufriedenheit von Teilzeitkräften schlägt sich auch in *geringeren Fehlzeiten* nieder. Teilzeitkräfte fehlten doppelt so häufig nie gegenüber ihren Kollegen in Vollzeit (38 zu 20 Prozent) und hatten nur halb so oft zehn und mehr Fehltage (17 zu 33 Prozent). Dies scheint auch gerade die *motivationsbedingten Fehlzeiten* zu betreffen: Der Meinung aus der Literatur, wonach die Hälfte aller Fehlzeiten motivationsbedingt sei, stimmten 52 Prozent der Vollzeitkräfte zu, aber nur 39 Prozent der Teilzeitkräfte:

Dieses Ergebnis entspricht dem anderer Studien, auch dort fehlten Teilzeitbeschäftigte weniger als Vollzeitkräfte.[75]

Bei Teilzeitkräften hat ein gewisser *positiver „Selektionsprozess"* stattgefunden, insbesondere bei Krankenschwestern mit Kindern: Jene Mitarbeiter, die nach der Kinderpause wieder in ihre Arbeit einsteigen, haben wohl eine überdurchschnittliche Motivation für den Pflegeberuf

---

[75] Buttler et al. 1998

Fehlzeiten	Vollzeit	Teilzeit
Keine Fehltage	20 %	38 %
1-4 Tage	25 %	25 %
5-9 Tage	22 %	20 %
10 + Tage	33 %	17 %
Σ (n)	100 % (n=547)	100 % (n=280)

Tab. 3: Zusammenhang von Beschäftigungsumfang (Voll- /Teilzeit) und Fehlzeiten

und fühlten sich in ihrem Arbeitsbereich wohl. Mitarbeiter, die sich nicht wohl fühlten, werden meist nicht mehr an ihre Arbeit zurückkehren.

FAZIT: Mehr Mut zum Einstellen von Teilzeitkräften in krankenhausspezifischer Relation zu Vollzeitkräften.

3.2 Arbeitsorganisation – Einflussfaktoren auf Arbeitszufriedenheit und Fehlzeiten mit Ansätzen zur Optimierung

Im Bereich Arbeitsorganisation war der Großteil der Pflegekräfte zufrieden. Nur bei vier der 15 Fragen im Bereich Arbeitsorganisation war mehr als ein Drittel der Pflegekräfte nicht zufrieden. Die mangelnde Organisationsentwicklung im Krankenhaus gilt als eine der Hauptursachen für hohe Fehlzeiten im Gesundheitswesen![76]

In Tabelle 4 sind jene Items aufgeführt, bei denen die *Zustimmung* („fast immer" oder „häufig" zufrieden) *besonders hoch* war (> 85 Prozent), und jene, bei denen die *Zustimmung relativ gering* war (weniger als zwei Drittel bzw. unter 67 Prozent).

Wie zu erwarten wurden *Einkommen* und *Aufstiegsmöglichkeiten* am schlechtesten bewertet. Während diese beiden Einflussfaktoren nur begrenzt verändert werden können, bieten die anderen Punkte *(rechtzeitige Information* und *Umsetzung der Verbesserungsmöglichkeiten)*

---

[76] Badura et al, Fehlzeiten-Report 2004

	FBN r.	Item	Zustimmung fast immer / häufig	Ablehnung selten / fast nie	k.A.
Zustimmung >	13	Gute Arbeitsorganisation	**96 %**	4 %	0 %
	18	Arbeitsinhalte interessant	**90 %**	9 %	1 %
	27	Gefühl gebraucht zu werden	**86 %**	12 %	2 %
	23	Selten oder fast nie überfordert	**85 %**	14 %	1 %
Zustimmung < 67 %	22	Rechtzeitige Information	65 %	**34 %**	1 %
	19	Umsetzung Verbesserungsvorschl.	56 %	**43 %**	1 %
	24	Entwicklungs- /Aufstiegsmögl.	37 %	**57 %**	6 %
	25	Zufriedenheit mit Einkommen	28 %	**69 %**	3 %

Tab. 4: Ausgewählte Häufigkeiten: Zufriedenheit mit der Arbeitsorganisation

den Krankenhäusern relativ einfache Möglichkeiten die Zufriedenheit der Pflegekräfte zu verbessern.

Organisationsschwächen als Ursache für Arbeitsunzufriedenheit und Fehlzeiten!

Der Fakt, dass die Mehrheit der Mitarbeiter mit der Arbeitsorganisation im weiteren Sinne zufrieden war, darf nicht über die Auswirkungen der Unzufriedenheit hinwegtäuschen: Alle 15 Fragen zur Arbeitsorganisation hatten hoch signifikanten *Bezug zur allgemeinen Arbeitszufriedenheit* und die Hälfte hatte *hohen Bezug zu den Fehlzeiten*. Dabei hatte der Bezug immer die gleiche Richtung: *Je zufriedener* die Pflegekräfte *mit den einzelnen Items* waren, *desto zufriedener waren sie mit ihrer Arbeit insgesamt* (Tabellen im Anhang D, Seite 150).

Somit trägt die Arbeitsorganisation entscheidend zur Zufriedenheit bzw. Unzufriedenheit und zur Gesundheitsquote der Pflegekräfte bei.

Die Organisationsqualität hat gerade im Krankenhaus, in dem personenbezogene Dienstleistungen erbracht werden, einen sehr hohen Stellenwert, denn Organisationsprobleme und Unzufriedenheit der Mitarbeiter schlagen sich unmittelbar auf die Qualität der Dienstleistung am Patienten und dessen Zufriedenheit nieder.

Es gibt viele Ansätze zur Verbesserung!

Einige der abgefragten Items (z. B. *Einkommen, Aufstiegsmöglichkeiten und berufliches Ansehen*) sind für die Krankenhäuser schwer zu beeinflussen. Die meisten Items bieten jedoch Möglichkeiten für einfache Verbesserungen. Das gilt vor allem für die *rechtzeitige Information über innerbetriebliche Sachverhalte* und geplante Veränderungen, die sich stark auf die berufliche Zufriedenheit des Pflegepersonals auswirkte.

Unzufriedenheit entsteht nicht durch die pflegerische Tätigkeit an sich. Mit den *Arbeitsinhalten* war der Großteil der Pflegekräfte zufrieden: Nur acht Prozent fanden diese nur „selten" interessant. Es liegt mehr an den Umständen, wie *nicht optimaler Arbeitsorganisation und Führungsproblemen.* Dies entspricht auch den Ergebnissen von M. Widmer. In seiner Rangliste der Zufriedenheitsaspekte bei Krankenschwestern standen „Organisation und Leitung" (gemeint war: Zusammenarbeit der Abteilungen und Berufsgruppen, Planung und Information der Klinikleitung) am untersten Ende. Nur ein Drittel der Schwestern war damit zufrieden![77]

3.2.1 Arbeitsabläufe und stationsübergreifende Zusammenarbeit

Frage 13 bezog sich auf die **Arbeitsabläufe auf Station** – im engsten Sinn („jeder weiß, was zu tun ist, wann und warum"). Diese Frage wurde zu 53 Prozent mit „fast immer" und zu 43 Prozent mit „häufig" beantwortet. Prinzipiell funktioniert die pflegerische Routine innerhalb einer Station also gut, es ist jedoch verwunderlich, warum nur die Hälfte der Pflegekräfte dies mit „fast immer" beantwortet.

Problematisch sind die Prozesse, die über die eigene Station und Berufsgruppe hinausgehen: insbesondere die Zusammenarbeit mit anderen Abteilungen und Ärzten.

Nur 15 Prozent der Pflegekräfte waren mit der *Zusammenarbeit mit Ärzten und anderen Abteilungen* „fast immer" zufrieden, je ein Viertel war damit *unzufrieden.* Damit in engem Zusammenhang stand die Fra-

---

[77] Widmer 1988, S. 130

ge der *Einhaltung der zeitlichen Planung;* die identisch beantwortet wurde. All dies wirkte sich direkt auf die Arbeitszufriedenheit aus.

Das Ergebnis der Zusammenarbeit zwischen Ärzten und Pflegepersonal entspricht exakt dem der DAK-Studie.[78] Das Verhältnis von Ärzten und Pflegekräften ist wohl vielerorts durch Überheblichkeit, Überreaktionen und Verletztheiten geprägt.[79] Die Folge: Neben schlechter Zusammenarbeit erhebliche Frustration bis hin zur inneren Kündigung.[80]

Effektive Zusammenarbeit ist die Basis für eine wirtschaftliche und gute Patientenversorgung. Hierfür muss im Krankenhaus der *„ Versäulung" der Berufsgruppen* (Verwaltung, Ärzte, Pflegedienst) und Bereiche entgegengewirkt werden.[81] Voraussetzung ist gegenseitige Wertschätzung: Pflegekräfte und insbesondere Ärzte müssen bereit sein, die Arbeit des anderen zu akzeptieren und anzuerkennen. Ärzte und Schwestern müssen sich wieder auf ihren gemeinsamen Auftrag besinnen: bestmögliche Versorgung und der Patienten.

Pflegeteilnahme an der Routinebesprechung wird von 82 Prozent gewünscht

---

Ein erster Schritt zur Verbesserung der Zusammenarbeit mit den Ärzten wurde bereits im Fragebogen skizziert: Den Vorschlag, dass ein Vertreter der Pflegekräfte an der täglichen *Routinebesprechung der Ärzte* teilnimmt, befürworteten 82 Prozent der Pflegekräfte. Die Information über medizinische Hintergründe ermöglicht es den Schwestern mitzudenken und macht es leichter, die Weisungen der Ärzte zu befolgen.

Auch andere Studien, die speziell Organisationsaufbau und Arbeitsabläufe im Krankenhaus analysierten, zeigten, dass die Organisation kaum auf einen durchgehenden Behandlungsprozess ausgelegt ist. Vielmehr folgt die Organisation den Arbeitsabläufen einzelner Leistungsstellen. Diese schlechte Abstimmung der einzelnen Systemelemente wirkt sich in vielerlei Hinsicht negativ aus: lange Wartezeiten vor Funktionseinheiten, unregelmäßige Visiten, Reibungsverluste bei der Planung der OP-Kapazitäten und eine mangelnde berufsgruppen-/abteilungsübergreifende Kommunikation. Eine hohe Organisations-

---

[78] DAK-BGW Gesundheitsreport 2000, Krankenpflege, S. 73
[79] Widmer 1988, S. 138 und 105 f.
[80] Eiff 2000
[81] Lehnert et al. 1997, S. 356

qualität ist jedoch die Voraussetzung für eine optimale Patientenversorgung und ein optimales Arbeitsklima für die Beschäftigten.[82] Dieses „gesteuerte Nebeneinander" hat zur Folge, dass sich die erfassten Pflegekräfte am stärksten durch Arbeitsablauf und Arbeitsorganisation belastet fühlen. Erst an zweiter Stelle wurden Belastungen durch Patienten- und Angehörigenverhalten genannt. Nach den für sie wichtigsten zu lösenden Problemen befragt, ergab sich folgende „Wunschliste": Verbesserung der Arbeitsabläufe und -organisation, der Kommunikation und Kooperation sowie der Zusammenarbeit innerhalb und zwischen den Berufsgruppen.[83]

Ganzheitliche Pflege als Optimum der Zusammenarbeit

Die DAK stellte in ihrer Studie fest, dass sich die Zusammenarbeit mit den Ärzten beim Übergang zu einem ganzheitlichen Pflegesystem deutlich verbesserte: Pflegekräfte, die in einem solchen System arbeiten, gaben doppelt so oft an, mit der Zusammenarbeit mit Ärzten zufrieden zu sein, als jene die in einem funktionsorientierten System arbeiten (47 zu 23 Prozent).[84] Auf die Pflegesysteme wird auf Seite 61 näher eingegangen.

FAZIT: Das größte betriebliche Optimierungspotential steckt in der Zusammenarbeit mit Ärzten, anderen Abteilungen und der Einhaltung der zeitlichen Planung. Unzufriedenheit in diesen Bereichen wirkte sich unmittelbar auf die Gesamtzufriedenheit der Mitarbeiter aus. Verbesserungsmöglichkeiten bieten die Einführung der Gruppenpflege, die Teilnahme von Pflegekräften an Routinebesprechungen der Ärzte – um die Zusammenarbeit der Berufsgruppen zu verbessern.

---

[82] Müller et al. 1997, S. 19
[83] Müller et al. 1997, S. 36

3.2.2 Arbeitszeitregelung – so flexibel wie möglich gestalten

Insgesamt waren 78 Prozent der Pflegekräfte mit ihrer *Arbeitszeitregelung* zufrieden.

Problematisch waren jene 22 Prozent die damit nicht zufrieden waren. Sie waren nicht nur vier mal häufiger mit ihrer Arbeit insgesamt unzufrieden, sondern sie verursachten deutlich häufiger Fehlzeiten: Mit zehn und mehr Fehltagen fehlten sie fast doppelt so oft wie ihre Kollegen, die mit ihrer Arbeitszeitregelung sehr zufrieden waren (39 zu 23 Prozent), keine Fehltage hatten sie nur zu 19 Prozent, die anderen zu 32 Prozent. Diejenigen, die *"fast immer"* mit ihrer Arbeitszeitregelung zufrieden waren, fehlten weniger, bzw. wiesen deutlich häufiger *keine Fehltage* auf, als deren Kollegen, die damit unzufrieden waren (32 zu 19 Prozent).

Am deutlichsten wird das Arbeitszeitproblem beim Vergleich von Voll- und Teilzeitkräften (siehe Kapitel 3.1.7): Teilzeitkräfte waren in allen Bereichen zufriedener und hatten in allen Kategorien niedrigere Fehlzeiten. Selbstverständlich muss sich die Teilzeitquote im Rahmen halten. Aber Teilzeit bedeutet nicht zwingend halbtags, sondern kann auch eine Drei- bzw. Vier-Tage-Woche bedeuten. Teilzeitwünsche der Mitarbeiter sollten unbedingt berücksichtigt werden.

Der deutliche Einfluss von Zufriedenheit mit der Arbeitszeitregelung auf die Fehlzeiten zeigt, wie wichtig es ist, die *Wünsche der Mitarbeiter bei Dienstplangestaltung* und Arbeitsumfang zu berücksichtigen. Durch die Einflussnahme auf die Arbeitszeitregelung haben Mitarbeiter die Möglichkeit, Arbeits- und Privatleben besser zu vereinbaren, was heute einen wesentlich höheren sozialen Status und Wert hat als früher (z. B. vor zwanzig Jahren).[85] Dies erhöht nicht nur Zufriedenheit und Lebensqualität der Mitarbeiter, sondern senkt auch die Fehlzeiten. Industriestudien konnten zeigen, dass sich Arbeitszeitregelungen, die die persönlichen Bedürfnisse der Mitarbeiter mit den betrieblichen Anforderungen verbinden, positiv auf die betriebliche Anwesenheit auswirken, und zwar in qualitativer (Erhöhung der Motivation) und in quantitativer Hinsicht (Senkung der Fehlzeiten).[86]

---

[84] DAK-BGW Gesundheitsreport 2000, Krankenpflege, S. 74
[85] Euler 1998, S. 242
[86] Euler 1998, S. 242

FAZIT: Zufriedenheit mit der Arbeitszeitregelung ist kein Luxus für die Mitarbeiter, sondern muss ein zentraler Wunsch der Klinikleitungen sein: Denn Mitarbeiter, die mit ihrer Arbeitszeitregelung unzufrieden sind, sind insgesamt wenig mit ihrer Arbeit zufrieden und fehlen häufiger.

Selbstverständlich sind im Krankenhaus die Arbeitszeiten weniger arbeitnehmerfreundlich als in anderen Branchen. Trotzdem ist auch im Krankenhaus eine Flexibilisierung der Arbeitszeit anzustreben: Mitarbeiter sollten arbeitszeitliche Belange wie Terminplanung, Pausenlage, Schichtpläne, Reihenfolge von Arbeitstätigkeiten und Aufgabenverteilung – insbesondere die täglichen Routinearbeiten – mitgestalten können.

Ausführliche Informationen über Arbeitszeitmodelle in Krankenhäusern liefert K. Priester in seinem Buch „Neue Arbeitszeitmodelle in Krankenhäusern".[87]

3.2.3 Informationspolitik – ein im Krankenhaus oft unterschätzter Faktor

Ein Drittel der Pflegekräfte ist unzufrieden mit der *Informationspolitik* der Krankenhausleitung und fühlt sich schlecht über geplante Änderungen und Sachverhalte informiert. Diese Unzufriedenheit wirkte sich erstaunlich stark auf die allgemeine Arbeitszufriedenheit aus: Das Drittel mit schlechter Information war nur zu 7 Prozent mit der Arbeit sehr zufrieden (andere fast 30 Prozent).

Bei Männern wirkte sich die Informationspolitik auch auf die Fehlzeiten so aus. Damit „sehr zufriedene" Männer hatten doppelt so häufig keine Fehltage, wie ihre unzufriedenen Kollegen: 44 zu 19 Prozent. Auch bei den hohen Fehlzeiten (> 10 Tage) fehlten die Unzufriedenen doppelt so häufig: 17 zu 33 Prozent (bei Frauen kein Einfluss).

Bessere Informationspolitik: einfach umzusetzen und sehr wirkungsvoll!

---

[87] Priester 1993

Ausführliche und rechtzeitige Information über innerbetriebliche Sachverhalte und geplante Veränderungen seitens der Klinikleitung ist die Basis für leistungsbereite und mündige Mitarbeiter und muss nach innen und außen konsequent als Führungs- und Motivationsinstrument eingesetzt werden: Entscheidungen und Maßnahmen sollten ausführlich begründet werden.[88]

Selbstverständlich lässt sich die Arbeitssituation nicht beliebig den Erwartungen der Mitarbeiter anpassen und es kommt immer wieder zu „unpopulären" Entscheidungen, da die Krankenhäuser unter Kostendruck und Rationalisierungszwängen stehen. Vielmehr kommt es darauf an, notwendige Bedingungen so klar darzustellen, dass sie als sachnotwendig und nicht als Schikane verstanden werden: Das fördert Akzeptanz und Unterstützung von Neuerungen seitens der Mitarbeiter. Das Vorgehen der Krankenhausleitung muss für die Mitarbeiter transparent und glaubwürdig sein. Dies setzt ein hohes Maß an Transparenz hinsichtlich Unternehmenszielen und -strategien, Information und Kommunikation voraus.[89]

Der krankenhausinterne *Informationsfluss* kann durch viele Maßnahmen verbessert werden:

- Institutionalisierte, systematische Informationsstrukturen (regelmäßige hierarchieübergreifende Veranstaltungen, Informationen an alle Mitarbeiter – auch zu komplexen Themen).
- Erhöhung der Häufigkeit von effizienten Besprechungen in den Führungsebenen (auch abteilungsübergreifend) mit Beteiligung der Stationsleitungen und der Aufforderung, die Informationen an Mitarbeiter weiterzugeben.
- Regelmäßige Besprechungen mit Ärzten *und* Pflege – auf allen Hierarchie-Ebenen.
- Führungsseminare, Konfliktmanagement.
- Workshops, z. B. Gesundheitszirkel (siehe dazu Abschnitt auf Seite 63).
- Regelmäßige Führungskräfte-Informationsbriefe.
- Mitarbeiterzeitung, Aufbau eines Intranet.

Intensive Kommunikation im Krankenhaus (wo risikoreiche Situationen bei Operationen und Notfällen zum Alltag gehören) ist nicht nur eine „nette Beigabe" für das Betriebsklima, sondern elementar wich-

---

[88] Süssenguth 1997, S. 270
[89] Gebert 1990, S. 20

tig: Dass dies nicht nur Theorie ist, beweisen Fälle, wie die Rechts-Links-Seitenverwechslung im OP, als einem Patienten die gesunde Lungenseite herausgenommen wurde, statt der krebsbefallene Lungenflügel (1999 in Deutschland).

Mangelnder Teamgeist, sprachliches Fehlverhalten und stressbedingter Informationsstau werden derzeit in OP-Simulationsstudien erforscht. Dabei ist die Fragestellung, ob Teammitglieder in schwierige Entscheidungen genügend einbezogen werden. Werden Vorschläge und Ideen der Teammitglieder behindert durch inadäquate Hierarchie?

FAZIT: Das Gefühl, schlecht informiert zu werden, verursacht bei den Mitarbeitern Arbeitsunzufriedenheit, bei männlichen Pflegekräften sogar häufigere Fehlzeiten. Konsequente Informationspolitik ist die Basis für mündige und mitdenkende Mitarbeiter. Um die Mitarbeiter für Neuerungen zu gewinnen, muss die Notwendigkeit klarer dargestellt werden. Investitionen in die Optimierung des krankenhausinternen Informationsflusses wirken sich vielfältig positiv aus: Informierte und motivierte Mitarbeiter einer Klinik sind die besten Botschafter des Hauses!

3.2.4 Einkommen – der teuerste „verbesserbare" Faktor im Krankenhaus

Das Einkommen war das Item, bei dem am häufigsten Unzufriedenheit angegeben wurde: Fast 70 Prozent der Befragten fanden ihr Einkommen selten oder nie angemessen. Jene 35 Prozent, die dies „fast nie" angemessen fanden, waren mehr als doppelt so häufig mit ihrer Arbeit unzufrieden wie ihre gehaltszufriedenen Kollegen (23 zu neun Prozent). Es ist nicht verwunderlich, dass sich dies auch auf die Fehlzeiten auswirkt: Diese „*Gehaltsunzufriedenen" fehlten* in drei der vier Fehlzeitenkategorien *häufiger* als ihre Kollegen, die zufrieden waren.[90] Die Unzufriedenen wiesen deutlich seltener „null" Fehltage auf (23 zu 32 Prozent). Am deutlichsten zeigte sich diese Tendenz bei den „hohen"

---

[90] Widmer 1988, S. 130

Fehlzeiten (> 10). Hier fehlten die „sehr" Zufriedenen zu 20 Prozent und die Unzufriedenen zu 35 Prozent; bei Männern sogar um mehr als den Faktor drei! (siehe Tabelle 37).

Die Unzufriedenheit mit dem Gehalt scheint sich in den letzten 14 Jahren verschärft zu haben. M. Widmer ermittelte in seiner Studie, dass nur 53 Prozent der Krankenschwestern mit ihrem Gehalt zufrieden waren. Dazu kann ein – in den letzten Jahren – generell gestiegenes Anspruchsniveau beigetragen haben.

Diese Relation müsste mit anderen Dienstleistungsberufen verglichen werden. Generelle *Gehaltssteigerungen* sind sicher nicht möglich. Es müsste durchgerechnet werden, inwieweit der durch Fehlzeiten verursachte Schaden teurer ist, als eine Gehaltserhöhung. Eine gezielte leistungsgerechte Bezahlung wäre sicherlich motivierend für eine effektive Stationsarbeit.

Leistungsgerechte Bezahlung als ein möglicher Weg

Das verschärfte Problem Berufsnachwuchs zu finden, wird mittelfristig dazu führen, dass die Gehälter der Pflegekräfte leistungsgerechter gestaltet werden und insgesamt steigen müssen.[91]

Könnten bis dahin *Anwesenheitsprämien* als eine mögliche leistungsgerechtere Ent-/Belohnung ein Zeichen setzen? Die Hälfte aller Probanden begrüßte diese Idee. Da es sich um eine zusätzliche Prämie handelt, entstünden keine sozialen Nachteile (siehe auch Seite 65, Abschnitt Anwesenheitsprämien).

FAZIT: Fast 70 Prozent der Pflegekräfte sind mit ihrem Einkommen nicht zufrieden – mit Auswirkungen auf Arbeitszufriedenheit und Fehlzeiten. Auf Grund der angespannten Haushaltslage gibt es kaum Spielraum für nachhaltige Verbesserungen.

---

[91] Kirchner, S. 149

3.2.5 Aufstiegs- und Entwicklungsmöglichkeiten: Hauptfaktor für Unzufriedenheit

Aufstiegs- und Entwicklungsmöglichkeiten erzielten das zweitschlechteste Ergebnis im Bereich Arbeitsorganisation: *57 Prozent der Probanden waren hiermit nicht zufrieden.* Das wirkte sich nicht nur auf die allgemeine Arbeitszufriedenheit aus, sondern auch auf die Fehlzeiten. Keine Fehltage kamen bei den Mitarbeitern, die mit ihren Entwicklungsmöglichkeiten unzufrieden waren, seltener vor, als bei zufriedenen. Bei Männern waren die Auswirkungen noch extremer als bei Frauen (die Hälfte aller damit unzufriedenen Männer hatten zehn und mehr Fehltage!)

Dies entspricht Beobachtungen aus der Industrie: Höherer beruflicher Status verbessert die Anwesenheit: Mitarbeiter, die im Rahmen ihrer Arbeitsaufgabe nur geringe Verantwortung tragen, fehlen öfter als solche mit größerer Eigenverantwortung bei der Arbeit.[92]

In einer schweizerischen Studie von 1988 waren 60 Prozent der Pflegekräfte mit den Aufstiegsmöglichkeiten zufrieden und nur 14 Prozent nicht zufrieden (Rest „unentschieden").[93] Haben sich im Laufe der letzten 15 Jahren die Ansprüche so stark verändert? Oder sind die Bedingungen in der Schweiz anders?

FAZIT: Die Aufstiegsmöglichkeiten für Krankenpfleger sind nicht besonders gut: Neben Stationsleitung und Stellvertreter gibt es wenig Perspektiven. Durch die Zusammenlegung von kleinen und mittleren Stationen zu großen gibt es noch weniger Möglichkeiten.

Ein Ansatzpunkt in Bezug auf Entwicklungsmöglichkeiten bieten Fort- und Weiterbildung: Fast drei Viertel aller befragen Pflegekräfte waren bereit (auch an Samstagen!) an solchen Veranstaltungen teilzunehmen. Dieses Engagement der Mitarbeiter sollte ernst genommen werden. So können ehrgeizige Mitarbeiter z. B. bei einer Weiterbildung zum Intensivpfleger oder Stationsleiter unterstützt und motiviert werden.

---

[92] Kuhn 1998, S. 42
[93] Widmer 1988, S. 130

3.2.6 Einflussmöglichkeiten und aktive Einbeziehung der Mitarbeiter

Identifikation und Loyalität der Mitarbeiter zu ihrem Krankenhaus erfordern deren aktive Einbeziehung in Unternehmensprozesse und -entscheidungen und die Einräumung hoher Freiheitsgrade: Arbeitsaufgaben und -prozesse müssen für die Mitarbeiter nachvollziehbar und beeinflussbar sein.[94, 95]

Gering empfundene Einflussmöglichkeiten führen zu höheren Fehlzeiten

---

Doch daran scheint es in der Praxis häufig zu scheitern. Mit den *Einflussmöglichkeiten* war nur ein Drittel der Mitarbeiter „fast immer" zufrieden, 16 Prozent waren nicht zufrieden. Die Möglichkeit der Mitgestaltung der Arbeitsaufgaben hängt sehr eng mit allgemeiner Arbeitszufriedenheit und Fehlzeiten zusammen. Auch in Industriestudien wurde festgestellt, dass fehlende aktive Einbeziehung der Mitarbeiter und fehlende Mitspracherechte bei geringer sozialer Unterstützung zu einer höheren Anzahl an Fehltagen führt.[96] M. Widmer stellte in seiner Studie fest, dass Unselbständigkeit durch einen Mangel an Autonomie und Mitsprachemöglichkeiten einer der Hauptstressoren bei Krankenschwestern ist.[97]

Um den Mitarbeitern mehr Entfaltungs- und Entwicklungsmöglichkeiten zu ermöglichen, sollten ganzheitliche Aufgaben (d.h. über eine einzelne Tätigkeit hinausgehend, einen größeren Zusammenhang darstellend) vergeben werden, die abwechslungsreicher und selbstverantwortlicher sind. Die Arbeitsmotivation wird erhöht und der Mitarbeiter bekommt Anreize in seine Weiterbildung zu investieren (z. B. Intensivpfleger, Stationsleiterkurs).

Ganzheitliche Arbeiten erzeugen höhere Arbeitszufriedenheit

Voraussetzung für ganzheitliche Aufgaben sind kompetente und motivationsfähige Mitarbeiter, die eigenverantwortliches Arbeiten

---

[94] Kleinbeck 1998, S. 62
[95] Metz 1998, S. 76
[96] Metz 1998, S. 78
[97] Widmer 1988, S. 138 und 105 f.

schätzen und entsprechend ihrer Leistungsfähigkeit und Qualifikation eingesetzt werden. Denn *Überforderung* durch zuviel Verantwortung führt nicht nur zu Unzufriedenheit mit der Arbeit, sondern auch zu höheren Fehlzeiten. Jene 14 Prozent der Mitarbeiter, die sich immer oder häufig überfordert fühlten, hatten deutlich mehr Fehlzeiten. Keine Fehltage hatte diese Gruppe nur halb so oft wie ihre nicht überforderten Kollegen, zehn und mehr Tage sogar zu 38 Prozent (siehe Tabelle 36). Um Überforderung zu erkennen, sind regelmäßige Mitarbeitergespräche nötig, z. B. einmal pro Jahr.

Spannungen zwischen hohen Anforderungen und geringen Gestaltungsmöglichkeiten sowie geringer sozialer Rückhalt und mangelnde Einflusschancen am Arbeitsplatz werden auch in der Literatur als gut gesicherte Risikokonstellationen für Fehlzeiten gesehen.[98]

Ganzheitliche Aufgaben erfordern von den Führungskräften Mut und Delegationsvermögen. Die Vorgesetzten müssen ihren Mitarbeitern Vertrauen entgegenbringen und Freiräume ermöglichen, die sie für eine erfolgreiche und selbständige Arbeit brauchen.[99]

Im Krankenhaus könnte dieser Ansatz z. B. durch den Übergang von der Funktions- zur Gruppenpflege umgesetzt werden. Die *Gruppenpflege ist ein ganzheitlich orientiertes Pflegesystem* und zeichnet sich durch folgende Merkmale aus:[100]

- *Vollständigkeit der Pflegeaufgaben:* Eine Pflegekraft übernimmt nicht nur eine Teilaufgabe, sondern übernimmt die Verantwortung für alle pflegerischen Aufgaben bei einer Gruppe von Patienten.
- *Stärkere Patientenorientierung:* Der Patient wird als Co-Therapeut verstanden und seine Wünsche werden stärker bei der pflegerischen Tätigkeit berücksichtigt.
- *Pflege als Prozessmodell:* Anamnese, Planung, Durchführung und Dokumentation der Pflege.

Obwohl die Idee der Gruppenpflege schon einige Jahre alt ist, ist die Funktionspflege nach wie vor weit verbreitet.[101] In der DAK-Studie gab die Hälfte der Probanden an, dass die Pflegetätigkeit in Form von Runden (z. B. Blutdruckrunde, Spritzenrunde,...) erledigt wird, dem typischen Merkmal der Funktionspflege.[102] Durch die patientenorien-

---

[98] Priester 1993, S. 192
[99] Mall und Sehling 1998, S. 71
[100] DAK-BGW Gesundheitsreport 2000, Krankenpflege, S. 59
[101] Kirchner, S. 145
[102] DAK-BGW Gesundheitsreport 2000, Krankenpflege, S. 59

tierte Organisationsform wird die Arbeit der Pflegekräfte in Gruppenpflege abwechslungsreicher. Gleichzeitig wird der Bezug zum Patienten verbessert – mit steigender Zufriedenheit der „Kunden", – einem wichtigen Ziel der Krankenhäuser als „Unternehmen".[103] Exemplarisch seien die Wochenstationen der Frauenkliniken genannt. Dort werden Mutter und Neugeborenes von der gleichen Pflegeperson versorgt.

Gruppenarbeit senkt die Fehlzeiten – durch gemeinsame Ziele und „soziale Kontrolle"

In Industriestudien wurde festgestellt, dass sich erfolgreiche Gruppenarbeit positiv auf die Fehlzeiten auswirkt, da Gruppenarbeit eine gewisse Eigendynamik entwickelt. Genügend Spielräume mit zusätzlichen Freiheitsgraden und übertragene Verantwortung werden im Interesse des Gesamtunternehmens genutzt. Die Gruppenmitglieder versuchen die Produktivität zu erhöhen und helfen sich gegenseitig. Auch Situationen, bei denen die Gruppe den Eindruck hat, dass sich ein Mitarbeiter auf Kosten anderer persönliche Vorteile verschafft, werden von der Gruppe weitgehend selbst geregelt. So werden, quasi als erwünschte Nebenwirkung der Gruppenarbeit (ohne formale Regelung und somit ohne zusätzlichen Koordinationsaufwand), auch erhöhte Fehlzeiten mit „sozialer Kontrolle" durch die Kollegen in der Gruppe humaner angesprochen als es bei Rückkehrgesprächen durch Vorgesetzte der Fall ist. Der Erfolg der Gruppenarbeit hängt von deren Qualität ab: Gibt es ständige Spannungen in der Gruppe, so werden die Fehlzeiten steigen.[104]

Die DAK-Studie konnte zeigen, dass mit Einführung der ganzheitlichen Pflege sowohl die soziale *Unterstützung durch Vorgesetzte,* als auch durch Kollegen stark zunahmen: Während Pflegekräfte, die funktionsorientiert arbeiten, nur zu 23 bis 29 Prozent hohe soziale Unterstützung bekamen, machten in der ganzheitlichen Pflege fast 70 Prozent diese Angabe![105]

Verbesserungsvorschläge: auf jeden Fall ernst nehmen!

[103] Schwendenwein 1997, S. 135
[104] Frieling und Buch 1998, S. 230
[105] DAK-BGW Gesundheitsreport 2000, Krankenpflege, S. 76

Im Zusammenhang mit aktiver Mitarbeiterbeteiligung ist das schlechte Ergebnis auf die Frage nach den *Verbesserungsvorschlägen* sehr kritisch zu sehen: Nur 13 Prozent der Mitarbeiter gaben an, dass Vorschläge „fast immer" prompt diskutiert und nach Möglichkeit umgesetzt werden. 43 Prozent gaben an, das sei „selten" oder „fast nie" der Fall!

Im Gegensatz zu Einkommen und Aufstiegsmöglichkeiten ergeben sich hier relativ einfache Ansatzpunkte, um die Zufriedenheit zu erhöhen; allen voran *Ideenwettbewerbe mit Prämien,* an denen fast 70 Prozent der befragten Pflegekräfte teilnehmen würden. Von einem betrieblichen Vorschlagswesen profitiert der Arbeitgeber: Denn durch die Optimierung von Prozessen oder andere Einsparungen können die Kosten gesenkt werden. (In der Industrie hat man die Vorteile längst erkannt: So konnte z. B. die Firma Dynamit Nobel 1998/99 knapp 15 Millionen DM durch Verbesserungsvorschläge ihrer Mitarbeiter einsparen. Insgesamt reichten die Mitarbeiter 12 325 Ideen ein, wovon das Management 5 023 Vorschläge mit insgesamt drei Millionen Mark belohnte.[106])

77 Prozent aller Pflegekräfte halten Gesundheitszirkel für sinnvoll

Eine weitere Möglichkeit der aktiven Mitarbeiterbeteiligung bieten z. B. *Gesundheitszirkel.* Deren Einführung wurde von 77 Prozent der Pflegekräfte für sinnvoll gehalten.

Erkenntnisse der Partizipationsforschung haben gezeigt, dass solche Kleingruppenkonzepte, die von der aktiven Beteiligung ihrer Mitarbeiter leben, erfolgreich sind: Probleme und Schwachstellen werden dort erkannt, wo sie auftreten und die meisten Mitarbeiter wollen mit ihren Kenntnissen, Erfahrungen und Kreativität gerne an der Lösung „ihrer" Probleme mitwirken. Außerdem werden betriebliche Veränderungen, die durch Beteiligung und Erfahrungsaustausch mit den Mitarbeitern entstanden sind, eher akzeptiert und umgesetzt.[107]

Voraussetzung für erfolgreiche Gesundheitszirkel ist ein ganzheitliches Konzept und die berufsgruppen- und hierarchieübergreifende Zusammensetzung der Teilnehmer. Es darf sich nicht auf arbeitsbedingte gesundheitliche Belastungen beschränken, sondern muss auf eine

---

[106] Wirtschaftswoche 2000, S. 86
[107] Krämer 1998, S. 40

generelle Verbesserung von Arbeitsklima und Mitarbeiterzufriedenheit abzielen.[108] Das Erfahrungswissen der Beschäftigten soll systematisch aufgearbeitet, für den Gesamtbetrieb nutzbar gemacht und Verbesserungsmöglichkeiten erarbeitet werden.

Gesundheitszirkel erhöhen den Informationsstand und das Problemverständnis der Mitarbeiter, auch in Bezug auf die anderen Berufsgruppen und Abteilungen. So kann „nebenbei" die Kommunikation und Kooperation zwischen den Berufsgruppen gefördert werden, gegebenenfalls unterstützt durch einen externen Moderator (der von allen Seiten akzeptiert wird).[109] Um den Erfolg, der Gesundheitszirkel sicherzustellen, ist eine Evaluation u.a. mittels Fragebogen sinnvoll (Umsetzung der Verbesserungsvorschläge und Qualität der Zirkelarbeit).[110]

FAZIT: Das aktive Einbeziehen der Mitarbeiter wirkt sich direkt auf Arbeitszufriedenheit und Fehlzeiten aus. Mit ihren Einflussmöglichkeiten war nur ein Drittel der Mitarbeiter sehr zufrieden. Für die Klinikleitung besteht hier viel Verbesserungspotential mit relativ einfachen Mitteln, z. B. durch Ideenwettbewerbe, Gesundheitszirkel und Umsetzung der Gruppenpflege.

3.2.7 Gefühl gebraucht zu werden: mehr Anerkennung notwendig

Besonders starken Einfluss auf die Zufriedenheit hat das *Gefühl gebraucht zu werden.* Pflegekräfte, die „fast immer" dieses Gefühl hatten, waren nur zu acht Prozent mit ihrer Arbeit unzufrieden. Jene, die dieses Gefühl „selten" oder „fast nie" hatten, waren sieben mal häufiger mit ihrer Arbeit unzufrieden: zu 56 Prozent! Sie hatten auch deutlich höhere Fehlzeiten. Keine Fehltage kamen mit 17 Prozent seltener vor als in der Gruppe, die „fast immer" das Gefühl hatte gebraucht zu werden (28 Prozent) (siehe Tabelle 38).

---

[108] Schröer 1994, S. 14
[109] Müller et al. 1997, S. 310
[110] Slesina 2001, S. 35

Anerkennung – in der Praxis ein oft unterschätzter Faktor auf die Arbeitszufriedenheit

Die Pflegetätigkeit bekommt in der Öffentlichkeit sehr wenig Aufmerksamkeit. Das spiegelt sich auch in der Zufriedenheit mit dem *beruflichen Ansehen* wider: Nur ein Drittel war damit „fast immer" zufrieden, 22 Prozent waren damit nicht zufrieden (hier wären Vergleichswerte bei Ärzten interessant!)

Deshalb sollte die Krankenhausleitung den hohen Wert optimaler Pflegearbeit herausstreichen, diese Leistungen höher bewerten und vor allem anerkennen. Insbesondere immaterielle Förderung – in Form von Leistungsanerkennung, Lob, Übertragung von Verantwortung und Einbindung in wichtige Informationen – ist ein entscheidender Faktor zur Motivation der Mitarbeiter (ohne dem Arbeitgeber Kosten zu verursachen –, ein wichtiges Argument in Zeiten des Sparens und Rationalisierens).

Patientenbefragung als Basis für Leistungsbeurteilung und Anerkennung?

Da die Patienten wesentlich häufiger Kontakt zu den Pflegekräften als zu den Ärzten haben, dürfte sich das Verhalten der Pflege deutlich auf die Zufriedenheit mit dem KH-Aufenthalt niederschlagen. Wie wäre es deshalb mit einer *pflegerischen Leistungsbewertung auf der Basis von Patientenbefragungen?*

Mehr Anerkennung sollten auch jene Mitarbeiter bekommen, die über *lange Zeit hinweg nie gefehlt haben.* Dies wünschen sich fast zwei Drittel aller befragten Pflegekräfte! Das Hervorheben der Mitarbeiter, die über viele Jahre hinweg keinen Tag krank waren, wird oft vernachlässigt. Laut wissenschaftlichem Institut der AOK hatten sich 1996 ca. 55 Prozent aller Beschäftigten einmal krank gemeldet (im Krankenhaussektor nur ein Drittel).[111] Damit war fast die Hälfte aller Mitarbeiter in einem Jahr nie krank. Diese dauernde Anwesenheit vieler Mitarbeiter wird als Selbstverständlichkeit hingenommen. Um Mitarbeiter, die häufig fehlen, kümmert sich das Unternehmen dagegen intensiv. Wer motivierte und engagierte Mitarbeiter fordert, darf sich jedoch nicht nur um die Kranken kümmern. Er muss auch – und vor

---

[111] Kuhn 1998, S. 41

allem – diejenigen optimal betreuen, die täglich zur Arbeit erscheinen. Ihr positives Verhalten muss anerkannt und bestärkt werden.[112]

Eine Form der materiellen „Belohnung" der Mitarbeiter mit hohem Gesundheitsstand stellen *Anwesenheitsprämien* dar, die den Arbeitnehmern gewährt werden, die innerhalb einer bestimmten Zeitspanne keine oder sehr geringe Fehlzeiten hatten. Dies befürwortete die Hälfte der befragten Pflegekräfte, erwartungsgemäß vor allem jene mit geringen Fehlzeiten.

Finanzielle Konsequenzen – seien sie positiver Art wie Anwesenheitsprämien oder negativer Art wie Kürzung der Lohnfortzahlung – wirken sich direkt auf die Höhe der Fehlzeiten aus.[113]

Anwesenheitsprämien werden häufig kontrovers diskutiert: Befürworter setzen die Anwesenheit eines Arbeitnehmers mit dessen Beitrag zum Erfolg des Krankenhauses gleich (was nicht immer der Fall sein muss) und interpretieren die Anwesenheitsprämie als Belohnung dafür. Die Gegner sehen die Anwesenheit dagegen als ohnehin fortdauernde Pflichterfüllung des Arbeitnehmers, die mit dem Arbeitsentgelt ausreichend abgedeckt sei.[114] Häufig werden Anwesenheitsprämien auch als sozial ungerecht bezeichnet: Krankheitsanfällige Menschen haben keine Chance auf Prämien – unabhängig davon, mit welchem Einsatz und Engagement sie ihre Arbeit verrichten. Weitere Gefahr: Überehrgeizige Mitarbeiter kommen trotz Krankheit zur Arbeit, „verschleppen" diese, anstatt sich auszukurieren und stecken evtl. noch Kollegen an.[115] Aus betriebswirtschaftlicher Sicht machen Anwesenheitsprämien Sinn, da die ständige Anwesenheit dem Arbeitgeber Kosten spart (z. B. durch Lohnfortzahlung, Überstunden und Umorganisation).[116]

FAZIT: Das Wichtigste, was ein Mitarbeiter wissen muss, ist, dass man ihn braucht!
Denn das Gefühl nicht gebraucht zu werden verursacht Arbeitsunzufriedenheit und hohe Fehlzeiten. Ziel der Klinikleitung muss es deshalb sein, den hohen Wert der Pflegetätigkeit anzuerkennen! Eine effektive Art der Leistungsbewertung wären z. B. Patientenbefragungen und Anwesenheitsprämien.

---

[112] Brandenburg 1998, S. 109
[113] Marr 1996, S. 26
[114] Lipke 1986, S.28
[115] Schwendenwein 1997, S. 113
[116] Lipke 1986, S. 58

3.3 Führung und Zusammenarbeit – der wichtigste Ansatzpunkt fürs Management!

Betriebsklima und Unternehmenskultur gewinnen an Bedeutung. Ganz besonders im Dienstleistungssektor sind zufriedene und leistungsbereite Mitarbeiter der dominante Erfolgsfaktor.

Erwartungsgemäß hatten alle sieben Items aus dem Bereich Führung und Zusammenarbeit hohen Bezug zur Arbeitszufriedenheit; zwei auch direkt zu den Fehlzeiten (alle genauen Zahlen im Anhang in Tabelle 39 ff.).

In diesem Bereich liegen zahlreiche ungenutzte Verbesserungsmöglichkeiten, umsetzbar ohne finanziellen und organisatorischen Mehraufwand – sondern durch eine Einstellungsänderung von Klinikleitung und Vorgesetzten.

3.3.1 Vorgesetztenverhalten – ein „Schlüsselfaktor" für die Zufriedenheit

Führungskräfte sollten ihre Mitarbeiter unterstützen, im Idealfall auch sozial: in Form konkreter Hilfe bei Arbeitsaufgaben und, falls nötig, in Form emotionaler Unterstützung bei belastenden Situationen (z. B. schwerkranke oder sterbende Patienten). Soziale Unterstützung schafft ein kooperatives Arbeitsklima und dazu sind oft nur kleine Zeichen nötig, wie z. B. das Wahrnehmen persönlicher Ereignisse der Mitarbeiter (Geburtstage, Hochzeiten, Kinder u.a.) oder ein persönliches Lob bei besonderen Leistungen.[117]

Unterstützung und Anerkennung vom Vorgesetzten – das sollte selbstverständlich sein. Doch in der Praxis ist es das leider nicht immer: Nur 28 Prozent der Mitarbeiter bekamen von ihrem Vorgesetzten „fast immer" Unterstützung und Anerkennung, ein Drittel dagegen nur „selten" oder „fast nie"! Naheliegende Folge: Dieses Drittel war mit der Arbeit insgesamt häufiger unzufrieden.

Männer, die mit Vorgesetzten unzufrieden sind, haben doppelt so hohe Fehlzeiten!

Bezug zu den Fehlzeiten hatte die Unterstützung durch Vorgesetzte überraschenderweise *nur bei männlichen Pflegekräften:* Pfleger, die sich „fast immer" unterstützt fühlten, hatten doppelt so oft keine Fehltage wie ihre unzufriedenen Kollegen (42 zu 19 Prozent). „Hohe" Fehlzeiten hatten unzufriedene Männer doppelt so häufig wie ihre zufriedenen Kollegen (37 zu 17 Prozent). Für Krankenschwestern war das „soziale Element" wichtiger: faires und freundliches Verhalten des Vorgesetzten.

Die *Beurteilung des Vorgesetztenverhalten* fiel deutlich besser aus als die Frage nach Anerkennung: 38 Prozent erlebten dieses Verhalten „fast immer" als fair und freundlich und nur 16 Prozent kreuzten „selten" oder „fast nie" an: Diese 16 Prozent waren allerdings fast zur Hälfte mit ihrer Arbeit insgesamt unzufrieden! Hohe Fehlzeiten sind vorprogrammiert: Zehn und mehr Fehltage kamen in dieser Gruppe mit fast 40 Prozent doppelt so häufig vor wie bei ihren Kollegen, die damit sehr zufrieden waren. Keine Fehltage kamen bei negativem Vorgesetztenverhalten nur halb so oft vor.

Zufr. Vorgesetztenverh. →	**fast immer**	**häufig**	**selten / fast nie**
Keine **Fehltage**	**29 %**	26 %	**17 %**
1-4 Tage	25 %	26 %	24 %
5-9 Tage	24 %	19 %	20 %
10 + Tage	**22 %**	28 %	**39 %**
Σ (n)	100 % (n=316)	100 % (n=378)	100 % (n=129)

Tab. 5: Zusammenhang von Vorgesetztenverhalten und Fehlzeiten

Diese Zahlen bestätigen, wie stark der Einfluss des Vorgesetzten auf die Fehlzeiten seiner Mitarbeiter ist. In einer Studie der Bertelsmann Stiftung wurden Defizite im Führungsverhalten demotivierter Mitarbeiter sogar als Hauptursache für besonders hohe Krankenquoten im öffentlichen Dienst ausgemacht![118] Was aufmerksame Betriebspraktiker längst wissen: Jede Führungskraft bewirkt bei ihren Mitarbeitern eine spezifische AU-Quote, egal wo sie arbeiten.[119]

---

[117] Metz 1998, S. 77
[118] Oppolzer 1999, S. 349
[119] Kentner 1999, S. 30

Fehlzeiten: Ein Indikator für die Leistungsmessung von Führungskräften

Vor diesem Hintergrund gehört das Beachten von *Fehlzeiten* der Mitarbeiter zum Aufgabenbereich der Führungsgruppe und sie sind somit ein *Indikator für die Leistungsmessung von Führungskräften.*[120] In diesem Zusammenhang wären finanzielle Anreize denkbar, so z. B. die Berücksichtigung des Krankenstandes bei einer Bonuszahlung für Führungskräfte. Dabei muss allerdings sichergestellt sein, dass nur die Faktoren bewertet werden, die die Vorgesetzten beeinflussen können, was schwierig ist.[121]

Voraussetzung hierfür ist *Transparenz* der Gesundheitsquote: Führungskräfte müssen monatlich, am besten in graphisch aufbereiteter Form, über die Fehlzeiten ihrer Mitarbeiter informiert werden. Es bietet sich eine innerbetriebliche „Abteilungsrangliste der Gesundheitsquoten" an.[122]

Rückkehrgespräche – von vielen Pflegekräften gewünscht

Motivationsbedingte Fehlzeiten lassen sich von Führungskräften z. B. durch Rückkehr- und Fehlzeitengespräche beeinflussen.[123] *Nach jeder Rückkehr* (aus Krankheit, …) sollte der *Vorgesetzte den Mitarbeiter bewusst wahrnehmen* und sich kurz *nach dessen Befinden erkundigen.* Dieser Änderungsvorschlag bekam von Seiten der Mitarbeiter die allergrößte Zustimmung: In der vorliegenden Studie wünschten sich dies neun von zehn Pflegekräften! Das ist verständlich, denn ein Mitarbeiter, der nach längerer Fehlzeit an seinen Arbeitsplatz zurückkehrt und bei dem der Vorgesetzte mit keinem Wort auf die Fehlzeit eingeht, wird daran zweifeln, dass er überhaupt gebraucht wird und entsprechend demotiviert sein.[124] Dieser Wunsch sollte zügig in Stationsleiterbesprechungen zum Thema gemacht und umgesetzt werden!

In der Wirtschaft sind Rückkehrgespräche immer häufiger: In einer Studie gab jeder siebte Befragte (14 Prozent) an, dass in seinem Be-

---

[120] Kleinbeck 1998, S. 67
[121] Sudholt 1998, S. 23
[122] Brandenburg 1998, S. 104
[123] Nieder 1998, S. 87
[124] Kowalski 1998, S. 196

trieb Mitarbeiter mit häufigen Krankmeldungen vom Vorgesetzten zu einem Gespräch gebeten werden.[125]

Ziel sollte ein fürsorgliches Gespräch sein und nicht die Erzeugung von Druck, denn dieser wirkt „kontraproduktiv": Jene 19 Prozent der Mitarbeiter, die *bei Fehlzeiten belastende Konsequenzen* empfanden, hatten fast doppelt so häufig hohe Fehlzeiten (> 10 Tage) wie ihre Kollegen, die dies nicht so empfanden. Hier ist allerdings das Ursache-Wirkungs-Prinzip nicht eindeutig. Es wäre auch denkbar, dass jene Mitarbeiter viel Druck empfinden, weil sie viel fehlen.

Der Betroffene soll merken, dass seine Abwesenheit bemerkt und er in seinem Arbeitsumfeld vermisst wurde. Neben Freude über seine Gesundung sollte ihm vermittelt werden, dass er gebraucht wird und so motiviert werden. Außerdem sollte man den Mitarbeiter über wichtige Ereignisse, die während seiner Abwesenheit passiert sind, informieren.[126]

Fehlt ein Mitarbeiter besonders lang oder häufig (z. B. drei Fehlzeiten oder 20 Fehltage in den letzten zwölf Monaten), so ist ein betriebliches *Fehlzeitengespräch* sinnvoll. Dies ist sehr wichtig, da häufig 70–80 Prozent der AU-Tage durch 20–30 Prozent der Mitarbeiter verursacht werden.[127] In diesem relativ kleinen Teil der Mitarbeiter liegt demnach ein großes Potential zur Fehlzeitensenkung.

In Fehlzeitengespräch soll geklärt werden, welche Ursache die Fehlzeiten haben (z. B. persönliche-familiäre oder Gründe aus der Arbeitssituation). Dem betroffenen Mitarbeiter sollten auch die Folgen des Fehlens verdeutlicht werden. Doch Achtung: Voreilige Schlussfolgerungen können das Vertrauensverhältnis zu einzelnen Mitarbeitern nachhaltig stören. Leitfäden für Fehlzeitengespräche und Musterbriefe in diesem Zusammenhang befinden sich in der Arbeit von U. Meier „Fehlzeitenreduzierung als Führungsaufgabe".[128]

Mitarbeitermotivation als wichtigste Aufgabe der Führungskräfte

Führungskräfte haben neben der Sachaufgabe (Produktivität ihrer Mitarbeiter) auch eine Personenaufgabe, nämlich motivierte und zu-

---

[125] B. Badura et al., 2003
[126] Nieder 1998, S. 98
[127] Schwendenwein 1997, S. 30
[128] Meier 1996, S. 83

friedene Mitarbeiter.[129] Hierfür benötigen Führungskräfte (neben dem „harten" Fachwissen, wie z. B. medizinischen/pflegerischen Kenntnissen) vor allem *hohe Sozialkompetenz*, die sogenannten „soft skills": Führungsqualitäten wie Delegations- und Motivationsvermögen, partnerschaftliche Kommunikation, Konfliktmanagement und die Fähigkeit, Mitarbeiter zu fordern und zu fördern.

Nach dem Motto „Das Gespräch ist das wichtigste Führungsinstrument" sollten Vorgesetzte ca. 30 Prozent ihrer Zeit den Personenaufgaben widmen und 70 Prozent den Sachaufgaben. In der Realität werden für die Personenaufgabe oft nur zwei bis fünf Prozent der täglichen Arbeitszeit eingesetzt.[130]

W. Eiff fragte in seiner Studie nach dem Anforderungsprofil von Führungskräften im Krankenhaus. Dazu äußerten die Mitarbeiter erstaunlich klare Vorstellungen: Je nach Situation nimmt die Führungskraft die Funktion des Orientierunsgebers ein – der Vorgesetzte gibt Ziele vor, trifft Entscheidungen (bei Notfällen unerlässlich) und treibt Veränderungsprozesse voran. Oder er tritt als Moderator bzw. Gesprächspartner auf, um den Mitarbeitern zu helfen, sich weiterzuentwickeln. Mitarbeiter erwarten von ihrem Vorgesetzten Fach- und Sozialkompetenz sowie Innovations- und Problemlösungsfähigkeit – heute mehr denn je.[131]

Gute Mitarbeiter erfordern fähige Chefs!

Fazit von D. Goleman: Wer gute Mitarbeiter will, muss Führungskräfte auswählen und fördern, die über emotionale Intelligenz verfügen. Denn Mitarbeiter trennen sich nicht von Unternehmen, sondern von schlechten Chefs. Hauptaufgabe der Vorgesetzten ist es, sich so zu verhalten, dass andere ihr Bestes geben können.[132]

Auswahl und Entwicklung der Führungskräfte im Krankenhaus scheinen optimierbar

---

[129] Nieder 1998, S. 95
[130] Nieder 1998, S. 95
[131] Eiff 2000
[132] Goleman, u.a., 2002

Vor dem Hintergrund der vorliegenden Studienergebnisse scheint die Auswahl der Führungskräfte in unseren Krankenhäusern nicht optimal zu sein. Die *Auswahl* könnte z. B. durch *Assessment-Center* verbessert werden, in welchen die Führungsfähigkeiten der Kandidaten überprüft werden. Diese Auswahlmethode wird in anderen Branchen seit Jahren erfolgreich angewendet.

Wichtig ist auch eine optimistische Grundhaltung der Führungskräfte, denn „Jammern" kann „anstecken"!

Angehende Stationsleitungen werden anscheinend unzureichend auf ihre Führungsaufgabe vorbereitet. Auch hier kann ein Blick in andere Branchen helfen; dort ist die *Personalentwicklung* weiter fortgeschritten: Einmal pro Jahr gibt es Mitarbeitergespräche, in denen Vorgesetzter und Mitarbeiter gemeinsam überlegen, wie der Mitarbeiter gefördert werden kann, in welchen Bereichen Defizite bestehen und wie diese ausgeglichen werden können. Dies sollte auch für Pflegeführungskräfte gelten. Da nur wenige Menschen „von Natur aus" die Fähigkeiten einer exzellenten Führungskraft haben – bei immer anspruchsvolleren und kritischeren Mitarbeitern – muss die *Aus- und Weiterbildung* sorgfältiger erfolgen. Dazu gehören das Studium des Pflegemanagements mit wirtschaftswissenschaftlichem Schwerpunkt, Seminare zu aktuellen Entwicklungen der Gesundheits- und Krankenhauswirtschaft, sowie Management- und Führungstraining.[133] Viel Wert sollte auf den Ausbau von Sozial- und Kommunikationskompetenz gelegt werden: Ein kooperativ-partizipativer Führungsstil ist „der" Motivationsfaktor überhaupt!

Krankenhäuser, die in die betriebliche Fortbildung solcher Fähigkeiten ihrer Führungskräfte und Mitarbeiter investieren, werden im zunehmenden Wettbewerb der Krankenhäuser langfristig wirtschaftlich erfolgreich sein. Um Führungsprobleme rechtzeitig zu erkennen, kann die regelmäßige Beurteilung der Stationsleitungen durch deren Mitarbeiter helfen.

Grobe Führungsfehler sind: Mitarbeiter nicht ernst nehmen, Initiativen ignorieren, Neugier (und Fragen) unterdrücken, Fehler bestrafen und Persönlichkeit demontieren (Mobbing).

FAZIT: Das Verhalten der Vorgesetzten ist ein wesentlicher Einflussfaktor auf Arbeitszufriedenheit und Fehlzeiten der Mitar-

---

133 Schmidt-Retting, S. 75

beiter. *Der Auswahl und Weiterbildung von Führungskräften im Krankenhaus kommt eine entscheidende Rolle zu. Neben fachlichen Qualifikationen muss vermehrt auf hohe Sozialkompetenz geachtet werden, z. B. durch Vorgesetztenbeurteilung durch Mitarbeiter. Mit kleinen Gesten und Rückkehrgesprächen können Vorgesetzte Zufriedenheit und Fehlzeiten ihrer Mitarbeiter positiv beeinflussen.*

3.3.2 Stationsklima – Basis für motivierendes Arbeitsumfeld

Die Studienergebnisse in Bezug auf *Unterstützung durch Kollegen* und *Integration auf Station* lassen sich kaum verbessern: Die Mehrheit war jeweils „fast immer" zufrieden (92 Prozent sind gut integriert); lediglich zehn Prozent bzw. sieben Prozent der Pflegekräfte fühlten sich auf ihrer Station nur „selten" wohl.

Schlechter wurde das *Arbeitsklima auf Station* bewertet: Damit waren nur 39 Prozent „fast immer" zufrieden, 13 Prozent waren nicht zufrieden. Das wirkte sich stark auf die allgemeine Arbeitszufriedenheit aus. Pflegekräfte, die unter schlechtem Stationsklima litten, waren zu 55 Prozent mit ihrer Arbeit unzufrieden (sehr gutes Klima: zwei Prozent)!

Zufriedene Mitarbeiter als Basis für zufriedene „Kunden"

Gutes Betriebsklima ist die Basis für ein motivierendes Arbeitsumfeld. Im Krankenhaus kommt dem Betriebsklima eine tragende Rolle zu, denn dies wirkt sich auch auf die *Zufriedenheit der Patienten* aus; das oberste Ziel jeden Krankenhauses. Wo sonst gibt es mehrtägige 24-Stunden-rund-um-Versorgung bei der der „Kunde" ans Bett „gefesselt" ist und die Dienstleistung so „persönlich" über sich ergehen lassen muss?

Einige Parameter, anhand derer die Patienten Betriebsklima und Mitarbeitermotivation beurteilen können:

- Wird auf Station gelacht, schwungvoll und fröhlich gearbeitet? Oder machen die Mitarbeiter meist einen schlecht gelaunten Eindruck?
- Wie reagieren die Mitarbeiter auf Fragen? Freundlich und kompetent oder entnervt?
- Benutzen die Mitarbeiter den Satz „dafür bin ich nicht zuständig", oder teilen Sie dem Patienten mit, wer zuständig ist, wo und wann dieser zu erreichen ist?

Für die Attraktivität eines Krankenhauses ist die Mund-zu-Mund-Propaganda immer noch eine wesentliche Image-Komponente und somit eine wirkungsvolle Marketingmaßnahme.

Eine Verbesserung des Betriebsklimas im Krankenhaus muss sehr breit angelegt sein, um auch die problematische Zusammenarbeit zwischen Abteilungen und Berufsgruppen zu optimieren (siehe Kapitel 3.2.1, S. 51).

Kooperation und Koordination können z. B. durch folgende Veränderungen verbessert werden:[134]
- Verbesserung der Kommunikation durch räumliche Veränderungen
- Regelmäßige interne, gemeinsame Veranstaltungen, z. B. Wandertage/Besichtigungen, Grillpartys, gemeinsame Fortbildungen mit dem Personal der einweisenden Fachpraxen
- Besetzung von Seminarplätzen mit Teilnehmern aus verschiedenen Stationen/Funktionen.
- Einführung von Gruppenpflege
- Prozessablaufanalysen in den einzelnen Einheiten und abteilungsübergreifend
- Mitarbeiterrotation: Dadurch wird die Arbeit abwechslungsreicher und das Verständnis für Kollegen in anderen Funktionen verbessert. Die rotierenden Mitarbeiter überblicken die Gesamtfunktionen des Krankenhauses besser. All dies ist auch im Interesse der Patienten.[135]

Das wird jedoch sehr schwer umsetzbar sein.

Der Vorschlag ein Rotationssystem einzuführen stieß bei den Pflegekräften auf große Ablehnung. Fast 80 Prozent wollten daran nicht (oder eher nicht) teilnehmen. Ein solches System ist wohl direkt nach der Pflegeausbildung einzuführen. Die befragten Schüler waren sehr

---

[134] Süssenguth 1997, S. 269
[135] Rüschmann 1990, S. 82

aufgeschlossen: 84 Prozent waren prinzipiell bereit daran teilzunehmen. Nach dem Berufseinstieg nahm diese Bereitschaft schnell ab. Bei den Examinierten mit bis zu drei Jahren Berufserfahrung waren noch 52 Prozent dafür, bei den über 40-Jährigen nur noch 16 Prozent.

FAZIT: Das Stationsklima wirkt sich erwartungsgemäß stark auf die Zufriedenheit der Mitarbeiter aus, erstaunlicherweise aber nicht auf die Fehlzeiten. Da sich das Stationsklima auch auf die Zufriedenheit der Patienten auswirkt, ist es wichtig, dieses zu verbessern. Hierfür wurden einige Möglichkeiten dargestellt, mit denen Kooperation und Koordination im Krankenhaus verbessert werden können – mit positiven Auswirkungen auf Arbeitsorganisation und Zusammenarbeit insgesamt.

3.3.3 Identifikation mit dem Krankenhaus – wichtiger Einflussfaktor auf die Fluktuationsbereitschaft

Im Themenbereich Führung und Zusammenarbeit bekam die Frage nach der *Identifizierung mit dem Krankenhaus* die schlechtesten Werte. Nur 20 Prozent der Pflegekräfte konnten sich „fast immer" damit identifizieren. Ein Drittel konnte sich mit seinem Arbeitgeber nicht identifizieren – mit betrieblichen Nachteilen: Dieses Drittel war zehn mal häufiger mit der Arbeit unzufrieden als jene Kollegen, die sich damit fast immer identifizieren konnten; und hatte fast doppelt so häufig zehn und mehr Fehltage.

Ein Drittel kann sich nicht mit seinem Krankenhaus identifizieren – mit starken Auswirkungen auf Zufriedenheit und Fehlzeiten

---

Hier besteht dringender Handlungsbedarf, nicht nur, weil mangelnde Identifikation hohe Fehlzeiten bewirkt: Das ist nur die „Spitze des Eisberges". Mitarbeiter, die sich mit ihrem „Unternehmen Krankenhaus" nicht identifizieren, sind weder kreativ, noch denken sie auch nur in Ansätzen unternehmerisch. Auch die *Fluktuationsrate* ist hier

75

höher. Jene Pflegekräfte, die sich mit dem Krankenhaus „fast nie" identifizieren konnten, beantworteten die Frage nach Gedanken an Stellenwechsel zu 60 Prozent mit „ja" (bei sehr guter Identifikation nur neun Prozent!). Genauso wurde die Frage beantwortet, ob die Arbeit bis zur Rente durchgehalten werden kann. Diese hohe Fluktuationsbereitschaft auf Grund mangelnder Identifikation ist gerade in Zeiten des Mangels an Pflegepersonal kritisch – und wird zu einem wichtigen Erfolgsfaktor im Wettbewerb der Krankenhäuser um qualifiziertes Personal.

Eine gelebte Unternehmenskultur fördert Motivation und Effizienz

Zur Identifikation mit dem Krankenhaus trägt die *Unternehmenskultur* wesentlich bei. Laut Literatur ist eine offene Kommunikationspolitik mit entsprechender Kultur ein entscheidender Erfolgsfaktor für Krankenhäuser.[136] Die Unternehmenskultur ist die Gesamtheit von Normen, Wertvorstellungen und Denkhaltungen, die das Verhalten aller Mitarbeiter und somit des gesamten Krankenhauses prägen: Im Optimalfall die Basis für erfolgreiche Strategien, Organisationsstrukturen, Geschwindigkeit und Ehrlichkeit des Informationsflusses und besonders für effiziente Mitarbeiterführung und -motivation.[137]

Unternehmenskultur als sogenannter „soft-fact" kann nicht eingeführt werden wie ein neues Computerssystem. Sie muss von der Krankenhausleitung vorgelebt werden. Hier haben es kleine Krankenhäuser leichter: Auf Grund der geringeren Anzahl an Mitarbeitern, der flacheren Hierarchien und dem häufigeren bzw. persönlicheren Aufeinandertreffen von Geschäftsleitung und Mitarbeitern ist es einfacher, eine Unternehmenskultur vorzuleben und zu erleben. Gerade dies macht den Erfolg mittelständischer Betriebe in der Wirtschaft aus.

FAZIT: Unternehmenskultur, die auf der Förderung von Motivation, Befindlichkeit und Gesundheit basiert, kann nicht nur Fehlzeiten senken, sondern auch die Effektivität der Gesamtbelegschaft verbessern.[138]

---

[136] Siess, S. 92
[137] Nagel 1996, S. 78
[138] Kentner 1999

Der Kern einer Unternehmenskultur muss es sein, ein Wir-Gefühl aufzubauen und gemeinsame Ziele zu setzen. Diese können in Form eines Leitbildes niedergeschrieben werden; für Krankenhäuser z. B. mit folgenden Zielen: ökonomisch sinnvolles Arbeiten, Transparenz von Arbeitsabläufen und Kosten, Verkürzung von Patientenwartezeiten und Verbesserung von Organisationsabläufen.

Die Beschreibung des Aufbaus einer Unternehmenskultur würde den Rahmen dieser Arbeit sprengen. Hierzu ist das Buch von Kurt Nagel „Herausforderung Kunde", insbesondere Kapitel 3, zu empfehlen.[139]

3.4 Belastungen bei Pflegekräften – und wie man sie abfedern kann

In der eigenen Datenerhebung hatten 16 der 18 Items zur *Belastungssituation* hohen Bezug zur allgemeinen Arbeitszufriedenheit, z. B. unklare Anweisungen, körperliche Anstrengung, schnelle Entscheidungen, Zeitdruck und Mobbing. Die Hälfte der Items hatte Bezug zu den Fehlzeiten!

Bei neun der 18 Fragen fühlte sich mehr als die Hälfte der Pflegekräfte „fast immer" oder „häufig" belastet: An erster Stelle steht starke Konzentration (92 Prozent), gefolgt von Arbeitsunterbrechungen (89 Prozent), zu wenig Zeit für Patienten (82 Prozent), Mehrarbeit durch Fehlzeiten und Belastung durch starken Zeitdruck (ausführliche Zahlen im Anhang in Tabelle 41). Dies stimmte recht gut mit Ergebnissen anderer Studien überein.[140]

Interessant ist, wie unterschiedlich sich Belastungen auf die Psyche der Menschen auswirken. A. Schiesser konnte in seiner Studie zeigen, dass die Belastung (psychische und gesundheitliche) durch die Arbeit

---

[139] Nagel 1996
[140] Pröll und Streich 1984, S. 169

an sich keinen direkten Einfluss auf Arbeitszufriedenheit und Fluktuationsbereitschaft hat. Auslöser für die Arbeitsunzufriedenheit ist vielmehr die mangelnde Qualität der Arbeit, insbesondere monotone Arbeitsinhalte und Unterforderung.[141]

Belastung – wird nicht unbedingt negativ empfunden

Die Arbeitsqualität steigt mit der Verantwortung. So konnte in empirischen Studien in der Industrie festgestellt werden, dass Mitarbeiter, die im Rahmen ihrer Arbeitsaufgabe nur geringe Verantwortung tragen, mehr fehlen als solche mit größerer Eigenverantwortung.[142] Besteht bei einem Mitarbeiter andauernde Arbeitsunzufriedenheit auf Grund monoton erlebter Tätigkeit (mangelnde Arbeitsqualität), so können obige Faktoren zu hohen Fehlzeiten führen.

Die Studie von Wanek an Probanden eines metallverarbeitenden Betriebes konnte zeigen, dass Unterforderung auch signifikant mit chronischen Rücken- und Nackenbeschwerden assoziiert ist. Gleiches galt für ein schlechtes Verhältnis mit dem Vorgesetzten. Die psychosomatische Wirkung gilt sicherlich auch bei Pflegekräften.[143]

K. Priester fasst diesen Zusammenhang wie folgt zusammen: „In dem Maße, wie die Anforderungen und Zumutungen in der Arbeitswelt, mit denen die Menschen konfrontiert werden, vorhersehbar sind und eingeordnet werden können, wie Reaktions- und Eingriffsmöglichkeiten bestehen bzw. Chancen zur Einflussnahme auf Entwicklungen und Ereignisse gegeben sind und wie Möglichkeiten bestehen, unter diesen Bedingungen individuelle oder kollektive Ziele anzustreben und auch zu erreichen, bleiben Individuen und Gruppen von Menschen auch unter hohen Belastungen gesund."[144]

---

[141] Schiesser 1984, S. 110
[142] Kuhn 1998, S. 42
[143] Wanek 1998, S. 516
[144] Priester 1993, S. 192

3.4.1 Konzentration –
Belastung oder Herausforderung?

An erster Stelle der Belastungen steht starke Konzentration: 92 Prozent der Pflegekräfte gaben an, sich „fast immer" oder „häufig" stark konzentrieren zu müssen.

Dies erlebt ein großer Teil der Befragten jedoch *nicht als Belastung, sondern als Herausforderung und Bereicherung der Arbeit:* Es bestand eine hohe Korrelation zum Item „Arbeitsinhalte interessant", aber nur geringe Korrelation mit der Arbeitszufriedenheit.

Konzentration kann unterschiedlich empfunden werden: Einige Mitarbeiter fühlen sich dadurch belastet, andere empfinden ihre Arbeit dadurch als abwechslungsreicher und interessanter.

Arbeitsinhalte interessant ↓	Fast immer	*Starke Konzentration* häufig	Selten / fast nie	n
Fast immer	**58 %**	**47 %**	**39 %**	432
Häufig	37 %	45 %	36 %	341
Selten / fast nie	6 %	8 %	**25 %**	69
Σ (n)	100 % (n=388)	100 % (n=398)	100 % (n=56)	**842**

Tab. 6: Zusammenhang von „Arbeitsinhalte interessant" und „starke Konzentration"

Obige Tabelle zeigt, dass die Pflegekräfte *starke Konzentration* nicht unbedingt als Belastung empfinden, sondern auch als *Bereicherung ihrer Arbeit. Mit der erforderten Konzentration stieg die positive Beurteilung der Arbeitsinhalte an.* Jene Mitarbeiter, die angaben sich „fast immer" bei ihrer Arbeit konzentrieren zu müssen, beurteilten ihre Arbeitsinhalte zu 58 Prozent als „fast immer" interessant. Ihre Kollegen, die sich bei ihrer Arbeit „selten" oder „fast nie" stark konzentrieren mussten, fanden ihre Arbeit dagegen nur zu 39 Prozent sehr interessant.

FAZIT: Starke Konzentration kann sich positiv auf die Zufriedenheit auswirken, darf jedoch nicht zu Überforderung führen (siehe Abschnitt 3.2.6), denn diese zieht höhere Fehlzeiten nach sich. Der geeigneten Personalauswahl und der optimalen Einarbeitung sollte große Aufmerksamkeit zukommen.

3.4.2 Zeit- und Leistungsdruck kann zur Verdoppelung der Fehlzeiten führen

Stellt man eine Häufigkeiten-Rangliste der Antworten im Bereich Belastung auf, so ergibt sich folgendes Bild: 1. Konzentration, 2. häufige Arbeitsunterbrechungen, 3. zu wenig Zeit für Patienten, 4. organisatorische Probleme durch Fehlzeiten, 5. Mehrarbeit durch Fehlzeiten.

Die Punkte zwei bis fünf haben alle die gleiche „Ursache": Zeitdruck – verschärft durch die dünne Personaldecke. Die Folge, fast 75 Prozent der befragten Pflegekräfte gaben an, bei ihrer Arbeit „fast immer" oder „häufig" unter *Zeit- und Leistungsdruck* zu stehen und somit Stress zu erleben. Daraus entstehen geringere Arbeitszufriedenheit und höhere Fehlzeiten. Wurde die pflegerische Tätigkeit *fast immer unter Zeit- und Leistungsdruck* erlebt, so kamen *„hohe" Fehlzeiten (> 10) doppelt so oft* vor wie bei jenen Kollegen ohne diesen Stress (44 zu 20 Prozent).

Auch in anderen Studien wurde Stress bzw. Zeitdruck als psychische Hauptbelastung von Pflegekräften ausgemacht.[145, 146]

In der Studie von Pfaff et al. (1999) wurden häufige Arbeitsunterbrechungen durch Telefonklingeln als Hauptbelastung von Pflegekräften ausgemacht, gefolgt von körperlichen Anstrengungen, zu wenig Zeit für die Patienten und Familie.[147]

Eine Studie mit Ärzten ergab, dass die Belastung eng mit der Beurteilung der Personalsituation zusammenhängt. Jene 51 Prozent der Befragten, die den Personalbestand des ärztlichen Dienstes für unzureichend hielten, fühlten sich durch Zeitdruck, Stress und Konzentrationsanforderungen doppelt bis dreimal so häufig „stark belastet" wie diejenigen, die den Personalbestand für ausreichend (36 Prozent) oder gut (13 Prozent) hielten. Eine „dickere Personaldecke" wirkt sich also nicht nur direkt, sondern auch indirekt auf die Belastung aus.[148]

Insofern würde die Einstellung von mehr Pflegekräften die beste Abhilfe bringen, was durch die finanziell angespannte Lage in den Krankenhäusern und auf Grund der Arbeitsmarktlage im Pflegebereich kaum möglich ist.[149]

---

[145] Schröer 1994, S. 77
[146] DAK-BGW Gesundheitsreport 2000, Krankenpflege
[147] Pfaff et al. 1999, S. 79
[148] Pröll und Streich 1984, S. 217
[149] Kirchner, S. 144

Zwei Verbesserungsmöglichkeiten gibt es dennoch: Zum einen könnte dieses Problem mit einer *höheren Teilzeitquote* gemildert werden. Wie in den Kapiteln 3.1.4 und 3.1.7 zur Demographie gezeigt wurde, fühlen sich Teilzeitkräfte und Mitarbeiter mit Kindern dadurch weniger belastet. Zum anderen kann auch *optimaler Personaleinsatz* einige Probleme „abfedern", denn nicht alle pflegerischen Tätigkeiten müssen andauernd mit Zeit- und Leistungsdruck einhergehen.

FAZIT: Zeit- und Leistungsdruck wirken sich bei Pflegekräften erheblich auf Zufriedenheit und Fehlzeiten aus. Neueinstellungen – als nachhaltigste Lösung – sind nur bedingt möglich. Durch höhere Teilzeitquoten und optimierten Personaleinsatz ließen sich diese Probleme wenigstens „abfedern".

3.4.3 Sinnhaftigkeit der Arbeit – Basis für Zufriedenheit und Effizienz

Das Gefühl der „Sinnhaftigkeit" kann anhand von folgendem Beispiel erklärt werden: „Zwei mittelalterliche Steinmetze kommen nach einem harten Arbeitstag erschöpft nach Hause, der eine müde und abgespannt, der andere lustig pfeifend. Ein dritter kommt ihnen entgegen. ‚Was habt Ihr denn gemacht?', will er wissen. ‚Ich habe den ganzen Tag Steine geschleppt', klagt der erste. – ‚Und ich', meint der Zweite fröhlich, ‚ich habe einen Dom gebaut!'."[150]

Die klare und bewusste *Einordnung der eigenen Tätigkeit in das Gesamtkonzept* der Station und des Krankenhauses ist die Grundlage für mitdenkende und kreative Mitarbeiter mit „Freude an der Arbeit".

Insofern sollten Zweifel an der Sinnhaftigkeit für Pflegekräfte eigentlich kein Thema sein. Trotzdem antworteten nur 43 Prozent, sie hätten daran „fast nie" Zweifel. 45 Prozent konnten dies nur mit „selten" bestätigen und elf Prozent hatten damit sogar „häufig" ein Problem. Wie zu erwarten, bestand ein hoher Bezug zur Arbeitszufriedenheit und zu den Fehlzeiten.

---

[150] Lanzendörfer 1999, S. B-2202

FAZIT: Dem Gefühl von Sinnlosigkeit kann durch gezielte In-formationspolitik (Kapitel 3.2.3), mehr Selbständigkeit durch Handlungs- und Entscheidungsmöglichkeiten (Kapitel 3.2.6) und mehr Anerkennung (Kapitel 3.2.7) entgegengewirkt werden.

3.4.4 Belastungen durch Vorgesetzten- und Kollegenverhalten

Drei Fragen beschäftigten sich mit Belastungen durch Vorgesetzte und Kollegen: unklare Anweisungen, gleichbleibende Ansprüche und Erwartungen des Vorgesetzten und Mobbing-Probleme.

Unzufriedenheit durch unklare Anweisungen oder Erwartungen des Vorgesetzten belasten die Arbeitszufriedenheit und erhöhen Fehlzeiten.

Durch *unklare oder widersprüchliche Anweisungen* fühlte sich ein Viertel der Pflegekräfte belastet, mit Auswirkungen auf Arbeitszufrie-denheit und Fehlzeiten. Unklare Anweisungen verursachen bei Mit-arbeitern Verunsicherung, insbesondere beim Umgang mit Patienten – was diese auch merken. In engem Zusammenhang mit unklaren An-weisungen stehen die *nicht gleichbleibenden Erwartungen des Vorge-setzten.*

Je nach Klima: personelles Umfeld verantwortlich für größten Stress und hohe Zufriedenheit

---

Diese Ergebnisse waren bei anderen Studien ähnlich: Bei Schröer fühlte sich ein Drittel durch Ärger mit Vorgesetzten und Kollegen belastet.[151] Bei Widmer waren Personalkonflikte im Team (mit Vorge-setzten und Kollegen) der zweitgrößte Stressor für Krankenschwes-tern, verbunden mit geringerer Arbeitszufriedenheit. Gleichzeitig war das Team der zweitwichtigste Zufriedenheitsaspekt.[152]

Das zeigt, wie wichtig soziale Unterstützung und Führungsquali-tät sind. Wenn der Vorgesetzte gut organisiert, delegiert, klar führt,

---

[151] Schröer 1994, S. 77
[152] Widmer 1988, S. 186

umfassend informiert, seine Mitarbeiter unterstützt und deren Arbeit anerkennt, dann steigt die Zufriedenheit der Mitarbeiter enorm an (siehe Kapitel 3.3.1). Trifft dies nicht zu, wird das personelle Umfeld zur Hauptbelastung.

Das Extrem ist in diesem Zusammenhang *Mobbing*. Hierdurch sinkt die Arbeitszufriedenheit auf den Nullpunkt und die Fehlzeiten steigen auf ein Maximum: Pflegekräfte die dies „fast immer" oder „häufig" angaben, hatten deutlich häufiger *„hohe" Fehlzeiten* (> 10) als jene, die dies „fast nie" empfanden: 37 zu 25 Prozent.

Mobbing – ein großes Problem im Gesundheits- und Sozialbereich

---

Nach einer Studie von Zapf ist Mobbing im Gesundheits- und Sozialbereich im Vergleich zu anderen Branchen im Verhältnis von sieben zu eins überrepräsentiert. In diesem Sektor arbeiten nur 2,5 Prozent der Beschäftigten, sie stellen jedoch 16 bis 22 Prozent der Mobbingbetroffenen![153] Die Quote von 14 Prozent der Pflegekräfte, die in der vorliegenden Studie Mobbing erlebten, bestätigen das.

Über die Ursachen der unterschiedlichen Branchenverteilung von Mobbing ist noch wenig bekannt. Es wird davon ausgegangen, dass dies im öffentlichen Dienst besonders verbreitet ist, da die Mitarbeiter hier schlecht kündbar sind und freiwillig ungern die Privilegien und Sicherheiten des öffentlichen Dienstes aufgeben. Des weiteren kommt Mobbing unter Angestellten und Beamten deutlich häufiger vor, als bei Arbeitern.[154]

Mobbing in Krankenhäusern ist ein ernst zu nehmendes Problem. Bei Mobbingverdacht muss die Klinikleitung energisch eingreifen. Mitarbeiterbefragungen können helfen, solche Missstände frühzeitig zu erkennen.

All diese Ergebnisse sprechen für einen partizipativen Führungsstil, bei dem Vorgesetzte Verantwortung und Entscheidungskompetenz delegieren. Mögliche Verbesserungsansätze wurden in den Kapiteln 3.2.3, 3.2.6 und 3.3.1 ausführlich dargestellt.

---

[153] Zapf und Kuhl, 1999, S. 91
[154] Zapf und Kuhl, 1999, S. 91

FAZIT: Um Probleme im interpersonellen Bereich zu erkennen, ist es hilfreich, wenn Mitarbeiter regelmäßig ihre Vorgesetzten beurteilen. Fällt diese Beurteilung nicht gut aus, so sollte in Zusammenarbeit mit der Personalabteilung ein Plan zur gezielten Weiterbildung im Führungsbereich erarbeitet werden.

3.4.5 Anforderungsdruck belastet fast die Hälfte der Pflegekräfte

45 Prozent der Pflegekräfte fühlten sich durch *plötzliche und schnelle Änderungen und Entscheidungen* belastet. Dies wirkte sich stark auf die Arbeitszufriedenheit aus. Pflegekräfte, die sich hierdurch belastet fühlten, waren nur zu sechs Prozent mit ihrer Arbeit sehr zufrieden (ihre nicht belasteten Kollegen waren dies sechs mal häufiger: zu 37 Prozent) und hatten doppelt so häufig hohe Fehlzeiten von zehn und mehr Tagen (37 zu 19 Prozent) wie ihre Kollegen, die dadurch nicht belastet waren (siehe Tabelle 41). Dies zeigt sich auch bei keinen Fehltagen. Die belasteten Pflegekräfte gaben deutlich seltener keine Fehlzeiten an als ihre Kollegen ohne solche Probleme: 18 zu 34 Prozent (siehe Tabelle 42).

FAZIT: Belastungen durch plötzliche und schnelle Änderungen und Entscheidungen gehören zum Beruf der Krankenpflege. Führt dies jedoch zu einer übermäßigen Belastung einzelner Mitarbeiter, so kann das durch einen anderen Personaleinsatz „gemildert" werden. Denn nicht jede pflegerische Tätigkeit erfordert schnelle Entscheidungsfindung. Für die Mitarbeiter, die sich dadurch stark belastet fühlen, sollte ein anderer Einsatzbereich gesucht werden.

3.4.6 Belastung durch Patienten: keine Beeinträchtigung der Arbeitszufriedenheit

Belastung durch Patienten gehört zum Berufsbild der Krankenpflege: Über die Hälfte aller Pflegekräfte *beschäftigt sich* „häufig"
oder „fast immer" noch nach Dienstschluss gedanklich mit *schwerkranken Patienten.* In der DAK-Studie gaben sogar 70 Prozent der
Probanden an, dass sie sich durch schwerkranke oder sterbende Patienten belastet fühlen.[155]

**Leidende Patienten gehören zum Berufsbild –
Helfen-Können als berufliche Zielerfüllung**

Die Frage nach der *Belastung durch schwerkranke Patienten beeinflusst die Arbeitszufriedenheit kaum.* Pflegekräfte erwarten leidende
Menschen (= Patienten) von Berufs wegen und erleben das Helfen-
Können als berufliche Zielerfüllung. Trotzdem war ein klarer Trend zu
erkennen: Diejenigen, die sich belastet fühlten, waren mehr als doppelt so oft mit ihrer Arbeit *unzufrieden* wie jene, die sich hierdurch
nicht belastet fühlten (22 zu 10 Prozent).

Dies war auch das Ergebnis anderer Studien. M. Widmer stellte in
seiner Studie eine Rangfolge der Stressoren und Arbeitszufriedenheits-
aspekte auf. Dabei standen „Patient und Ethik" auf Platz eins der Stressoren und die „pflegerische Tätigkeit" auf Platz eins der beruflichen
Zufriedenheit. Diese parallele Rangfolge zeigt: Obwohl „Patient und
Ethik" als größter Stressor erlebt werden, sind die Schwestern durch
die Betreuung von Schwerkranken weniger belastet als von anderen
Problemen (z. B. mit Vorgesetzten). Mit ihrer Tätigkeit an sich sind die
Schwestern mehr als mit allen anderen Aspekten zufrieden – Unzufriedenheit liegt demnach nicht am Beruf, sondern an den Umständen.[156]

Anders verhält es sich mit der Belastung durch das *Verhalten von
Patienten und Angehörigen:* Die wirkte sich auf die Arbeitszufriedenheit aus. In der vorliegenden Studie fühlten sich 27 Prozent der
Pflegekräfte hierdurch belastet. Im Vergleich zu anderen Studien ist
dies wenig: Bei Schröer (1994) gaben 41 Prozent der Probanden Är-

---

[155] DAK-BGW Gesundheitsreport 2000, Krankenpflege
[156] Widmer 1988, S. 138 und 105 f.

ger mit Patienten an – was jedoch nichts darüber aussagt, wie oft sich Pflegekräfte dadurch belastet fühlten.[157]

FAZIT: Schwerkranke und sterbende Patienten gehören zur Berufsbelastung jeder Pflegekraft. Vorgesetzte sollten dabei soziale Unterstützung leisten. Bei Konflikten wegen Patienten- und Angehörigenverhalten sollte der Vorgesetzte „offensichtlich" hinter seinen Mitarbeitern stehen, diese entlasten, wenn die sachliche Ebene dafür spricht und das Mitarbeiterverhalten korrekt war.

3.4.7 Physische Belastungen

Zwei Drittel der Pflegekräfte empfanden ihre Arbeit als körperlich anstrengend, davon fast ein Viertel „fast immer". Dies führte zu höheren Fehlzeiten.

Physische Belastungen gehören zum Berufsbild von Pflegekräften: Laufarbeit, ergonomische Fehlbelastungen durch Heben, Tragen oder langes Stehen (OP's), sowie Einwirkung belastender Umgebungsfaktoren in Form hoher Raumtemperaturen, Desinfektionsmittelgebrauch oder Umgang mit toxischen/infektiösen Materialien.[158]

Auch wenn dies zur spezifischen Berufsbelastung gehört, haben viele Pflegekräfte das Bedürfnis, mit Vorgesetzten über *berufsbedingte gesundheitliche Beschwerden* zu sprechen. Erstaunlicherweise hatte diese Möglichkeit hohen Bezug zur Arbeitszufriedenheit: Jene, die diese Möglichkeit sahen, waren mehr als drei mal so oft mit ihrer Arbeit zufrieden (9 zu 32 Prozent).

Physische Belastungen gehören zum Berufsbild – sie sollten trotzdem thematisiert werden

---

Der erfolgversprechendste Ansatz ist hier die Einführung von *Gesundheitszirkeln* (siehe Seite 63) *mit Beratung durch den Betriebsarzt*. In der Krankenpflege ist es unerlässlich, Mitarbeiter in Hebetraining

---

[157] Schröer 1994, S. 77
[158] Pröll und Streich 1984, S. 169

und Rückenschutz einzuweisen und das kontinuierlich zu wiederholen (Wissen ist nicht gleich Anwenden).

In diesem Zusammenhang sei nochmals kurz auf den *Healthy worker effect* eingegangen: „Angepasster" Personaleinsatz kann dazu führen, dass bei der Interpretation der Zusammenhänge zwischen Krankheiten und Arbeitsplätzen „verdrehte" Ergebnisse auftreten. Durch dieses Selektionsphänomen kann es vorkommen, dass Arbeitsbereiche mit hohen gesundheitlichen Belastungen besonders niedrige AU-Quoten aufweisen, da die weniger belastbaren Mitarbeiter aus diesem Bereich ausgeschieden und die verbleibenden Mitarbeiter sehr belastungsfähig sind. In Bereichen mit niedriger Arbeitsbelastung (z. B. Pforte) sammeln sich dagegen häufig jene Mitarbeiter, die weniger belastbar sind und trotzdem ein hohes Leistungspotential aufweisen.[159]

FAZIT: Körperliche Belastungen gehören zum Berufsbild der Krankenpflege. Mitarbeiter sollten darüber stets mit ihren Vorgesetzten sprechen können. Dabei können Gesundheitszirkel hilfreich sein. Da körperliche Anstrengung mit zunehmendem Alter belastender empfunden wird, ist darauf zu achten, dass ältere Mitarbeiter gegebenenfalls auf andere Stationen versetzt oder durch Schüler unterstützt werden.

Abschließend zu den Belastungsaspekten noch die Beobachtung, dass berufliche *Arbeit auch positive, gesundheitsfördernde Potentiale* hat: Das belegen zum einen Studien zu größerer psychiatrischer Morbidität von Hausfrauen im Vergleich zu erwerbstätigen Frauen. Zum anderen weisen empirische Ergebnisse aus der Erwerbslosenforschung auf einen analogen Zusammenhang hin. Erwerbslose, insbesondere Langzeit-Erwerbslose, äußern mehr Beschwerden und Befindensbeeinträchtigungen als Erwerbstätige.[160]

Diese Ergebnisse ermutigen dazu, Arbeitsbedingungen optimal zu gestalten, um die Arbeitszufriedenheit der Mitarbeiter zu erhöhen: Denn je zufriedener und motivierter die Mitarbeiter sind, desto geringer werden die Fehlzeiten.[161]

---

[159] Kentner 1999, S. 29
[160] Metz 1998, S. 75
[161] Nieder 1998, S. 99

3.5 Fluktuationsbereitschaft – Indikator der Arbeitszufriedenheit

Arbeitszufriedenheit wirkt sich nicht nur auf Fehlzeiten aus, sondern auch auf die Fluktuation. Die **Fluktuationsbereitschaft** wurde in der vorliegenden Studie als Kontroll-/Prüfgröße verwendet: Der Gedanke an einen Stellenwechsel scheint ein guter Indikator für die Arbeitszufriedenheit zu sein. Nicht alle Mitarbeiter, die unzufrieden sind, fehlen häufig, weisen aber in vielen Fällen eine hohe Fluktuationsbereitschaft auf.

Wie zu erwarten, hatten alle Items, die Fluktuationsbereitschaft und Berufszufriedenheit abfragten, hohen Bezug zur Arbeitszufriedenheit und zu den Fehlzeiten (siehe Tabelle 42).

Die eigenen Ergebnisse stimmen gut mit denen anderer Studien überein. Auch Schiesser konnte in seiner Studie eine hohe Korrelation zwischen der intrinsischen Arbeitszufriedenheit und der Fluktuationsbereitschaft bei Krankenschwestern nachweisen.[162]

Im Bereich Fluktuation im weitesten Sinne ergaben sich drei interessante Ergebnisse.

3.5.1 Arbeit bis zum Rentenalter durchhaltbar?

Nur ein Drittel der Pflegekräfte kann sich vorstellen, die Arbeit bis zum Rentenalter durchzuhalten. Dies hatte starken Bezug zur Arbeitszufriedenheit: Jene Mitarbeiter, die sich definitiv nicht vorstellen konnten die Arbeit bis zur Rente durchzuhalten waren zehn mal häufiger mit ihrer Arbeit unzufrieden, als jene, die sich dies auf jeden Fall vorstellen konnten! Auch „hohe" Fehlzeiten über zehn Tage kamen in der Gruppe der vorzeitigen „Wunschrentner" häufiger vor (32 zu 22 Prozent).

Mit steigendem Alter nimmt die momentan vorstellbare Arbeitsdauer zu. Auf die Frage, ob ihre Arbeit bis zum Rentenalter durchzuhalten sei, antworteten die über 40-Jährigen vier mal so oft mit einem eindeutigen „Ja" als die unter 30-Jährigen (20 zu fünf Prozent). Mit

---

[162] Schiesser 1984, S. 69

einem klaren „Nein" antworteten die jüngeren Kollegen (< 30 Jahre) zu einem Drittel, die älteren (> 40 J) dagegen nur zu 13 Prozent.

FAZIT: Nur ein Drittel kann sich vorstellen, bis zum Renten-alter „durchzuhalten". Bei steigender Lebenserwartung (bei Frau-en wird die Hälfte über 80 Jahre alt), müssten in der Regel die physischen Voraussetzungen durchaus bestehen, bis zum 65. Le-bensjahr zu arbeiten. Der hohe Bezug zur Arbeitszufriedenheit spricht eher für Motivationsprobleme. Anhaltspunkte dazu gibt auch das Item „Gedanke an Stellenwechsel".

3.5.2 Gedanke an Stellenwechsel hat fast die Hälfte der Befragten

Fast die Hälfte aller Pflegekräfte hatte schon einmal daran gedacht, die Stelle zu wechseln. Dieses Ergebnis ist noch positiv gegenüber Ergebnissen anderer Studien: Bei anderen Studien im Krankenhaus gaben über 60 Prozent der befragten Pflegekräfte diese Antwort.[163]

Fast ein Viertel der Probanden antwortete auf die Frage nach „Ge-danke an Stellenwechsel" sogar mit einem klaren „Ja". Das ist nicht nur im Hinblick auf die Fluktuationsbereitschaft ein Alarmzeichen für den Arbeitgeber – diese Gruppe war auch zu 41 Prozent mit ihrer Arbeit unzufrieden (Antwort „Nein" zu drei Prozent), mit entspre-chend geringer Arbeitsmotivation und -leistung, sowie höheren Fehl-zeiten.

Für einen Stellenwechsel gibt es viele *Gründe*. Das von Albrecht und Engelke befragte Pflegepersonal nannte folgende Gründe (Mehr-fachnennungen): Arbeitsklima (68 Prozent), Wohnortwechsel (66 Pro-zent), psychische Belastung (60 Prozent), Bezahlung (59 Prozent), fa-miliäre Gründe (56 Prozent), Krankenhaushierarchie (53 Prozent), Wunsch nach Normalarbeitszeit (52 Prozent), körperliche Belastung (51 Prozent), andere Fachdisziplin (51 Prozent), Krankheit (45 Pro-zent), fehlende Aufstiegsmöglichkeit (39 Prozent), Wunsch nach Teil-zeitarbeit (33 Prozent) und langer Anfahrtsweg (32 Prozent).[164]

---

[163] Albrecht und Engelke 1980
[164] Albrecht und Engelke 1980

Arbeitsklima als häufigster Kündigungsgrund!

Diese Gründe zeigen, wie häufig die *Kündigungsursachen im inner-betrieblichen Bereich* liegen – Arbeitsklima an erster Stelle! Hier muss mehr Ursachenforschung betrieben werden, und zwar möglichst bevor Mitarbeiter kündigen. Mitarbeiterbefragungen geben dazu eine gute Datenbasis.

Warum möchten Pflegekräfte wechseln? Resultieren die Gründe aus der Unzufriedenheit mit der derzeitigen Arbeitssituation, so hat der Arbeitgeber vielfältige Möglichkeiten, darauf zu reagieren:
– Bei Unzufriedenheit mit Vorgesetzten und Kollegen auf Station kann z. B. ein Stationswechsel mehr Zufriedenheit bringen.
– Ist der betroffene Mitarbeiter in seiner Position über- oder unterfordert, so kann das Aufgabengebiet verändert werden. Hier war evtl. die Personalauswahl nicht richtig.
– Bei ungenügenden Entwicklungsmöglichkeiten kann Fort- und Weiterbildung angeboten werden, z. B. zum Intensivpfleger oder ein Stationsleiterkurs.

Nicht zu beeinflussen sind Kündigungsgründe, die von der Arbeitszufriedenheit unabhängig sind, wie z. B. familiäre Gründe und Wohnortwechsel.

Prinzipiell sollten alle Mitarbeiter, die gekündigt haben, zu den Gründen befragt werden. Diese Erkenntnisse sollten in einer Datenbank gesammelt werden. Eine hohe Fluktuation in einem bestimmten Bereich kann ein Hinweis auf personelle Probleme in diesem Bereich sein.

FAZIT: Fast die Hälfte aller Pflegekräfte hat schon an einen Stellenwechsel gedacht. Auch Ergebnisse anderer Studien legen nahe, dass Kündigungsgründe häufig im innerbetrieblichen Bereich liegen – Arbeitsklima an erster Stelle. Mitarbeiterbefragungen bieten die Möglichkeit, solche „Unzufriedenheit" rechtzeitig zu erkennen und gegenzusteuern!

3.5.3 Nochmals Berufsentscheidung – zwei Drittel antworten positiv

Trotz relativ häufiger Unzufriedenheit würden zwei Drittel ihre Berufsentscheidung nochmals treffen. Das andere Drittel war relativ demotiviert: Wie zu erwarten, waren geringe Arbeitszufriedenheit und höhere Fehlzeiten die Folge.

Dass die Mehrheit ihren Beruf nochmals wählen würde, unterstreicht, dass es nicht die Tätigkeit an sich ist, welche die relativ hohe Unzufriedenheit bei vielen Pflegekräften ausmacht.

Im Vergleich zu früheren Studien ist der Anteil jener, die ihren Beruf nochmals wählen würden, in den letzten Jahren zurückgegangen: Pröll und Streich kamen zum Ergebnis, dass sich 78 Prozent erneut für ihren Beruf entscheiden würden. Als Gründe für einen evtl. Berufswechsel gaben die befragten Pflegekräfte Personalknappheit, häufige Patienten- und Personalwechsel, körperliche und psychische Belastung, Wunsch nach Normalarbeitszeit und anderer Tätigkeit an.[165]

Dass der Anteil jener, die ihren Beruf nochmals wählen würden abnimmt, könnte mit dem *höheren Anspruchsniveau* der Arbeitnehmer, insbesondere bei berufstätigen Frauen, zusammenhängen. Der Beruf der Krankenpflege hat in Deutschland kein allzu hohes Image. Außerdem hat die Belastung durch Arbeiten unter Zeitdruck und Personalknappheit stark zugenommen (Sparmaßnahmen).

Alle Gründe wurden von jüngeren und qualifizierten Pflegepersonen häufiger genannt als von älteren, nicht alleinstehenden und weniger qualifizierten Pflegepersonen.[166] Dies entspricht den eigenen Ergebnissen: *Mit zunehmendem Alter* würden die Pflegekräfte ihre Berufsentscheidung *nicht noch einmal treffen*. Bei den bis 30-Jährigen würden dies 23 Prozent nicht mehr tun, bei den bis 40-Jährigen 33 Prozent und bei den über 40-Jährigen würden 37 Prozent ihren Beruf nicht noch einmal wählen.

Wäre es möglich, durch *bessere Schülerauswahl* diese „Quote" zu erhöhen? Die eigenen Ergebnisse in Kapitel 3.1.5 geben dazu praxisbezogene Anregungen: Je qualifizierter der Schulabschluss der Schüler war, desto unzufriedener waren sie mit ihrem Beruf. Gute Abiturien-

---

[165] Pröll und Streich 1984, S. 154
[166] Pröll und Streich 1984, S. 154

ten scheinen für Pflegeberufe überqualifiziert zu sein; ihre hohen Erwartungen an den Beruf werden zumeist enttäuscht.

FAZIT: Dass trotz häufiger Unzufriedenheit zwei Drittel ihre Berufsentscheidung nochmals treffen würden, zeigt, dass es nicht die Tätigkeit an sich ist, welche die relativ hohe Unzufriedenheit bei vielen Pflegekräften ausmacht. Diese Tatsache sollte die Klinikleitungen ermutigen, die Arbeitsbedingungen optimal zu gestalten – für motivierte und zufriedene Mitarbeiter mit geringen Fehlzeiten.

3.6 Hintergründe zur Arbeits- und Lebenszufriedenheit

3.6.1 Warum sind im jedem Teil der Welt 75–80 Prozent mit ihrer Arbeit zufrieden?

Das wesentliche Ziel dieser Studie war es, möglichst konkret zu erfassen, welche Einzelitems die Arbeitszufriedenheit und somit indirekt die Fehlzeiten beeinflussen.

Hierfür wurde am Ende des Fragebogens zusammenfassend die „allgemeine Arbeitszufriedenheit" abgefragt: Die Probanden sollten die Möglichkeit erhalten, ihre „abschließende" Zufriedenheit anzugeben und so auch jene Aspekte einzubeziehen, die im Fragebogen nicht erfasst waren. Es bestätigte sich, dass der Fragebogen sehr valide war: 47 der 49 Einzelitems, die direkt oder indirekt die Zufriedenheit abfragten, hatten signifikanten Bezug zu den Fehlzeiten. (Das Item ohne Bezug war „starke Konzentration", siehe Abschnitt 3.4.1)

Insgesamt waren 83 Prozent der Probanden mit ihrer Arbeit und sogar 87 Prozent mit ihrem Leben zufrieden. „Sehr zufrieden" mit dem Leben wurde mehr als doppelt so oft angegeben wie bei Arbeitszufriedenheit (36 zu 15 Prozent).

Diese Werte scheinen ein *„soziales Naturgesetz"* zu sein: „Das große Rätsel der Arbeitszufriedenheits-Forschung ist die Tatsache, dass alle

Untersuchungen, egal ob bei Fließbandarbeitern oder bei Topmanagern, in Europa oder in Südafrika, immer 75 bis 80 Prozent Zufriedene finden. Diese Ergebnisse widersprechen immer wieder dem Augenschein und den Erwartungen vieler Forscher."[167]

Ein „soziales Naturgesetz":
Anteil der Zufriedenen fast überall auf der Welt gleich

Um dieses Phänomen zu erklären, ist das *Konzept des individuellen Anspruchsniveaus* hilfreich: „Die Arbeitsbedingungen oder die Arbeit selbst können noch so unangenehm, belästigend, über- oder unterfordernd sein, die Person ist dann zufrieden, wenn das Anspruchsniveau entsprechend tief ist. Umgekehrt können Arbeit und Umfeld noch so attraktiv, herausfordernd und lohnend sein, wenn das Anspruchsniveau höher ist, mag diese Person nicht sonderlich zufrieden sein."[168]

Immer dann, wenn die Realität nicht dem Anspruchsniveau entspricht, entsteht Unzufriedenheit. Diese Unzufriedenheit halten die meisten Menschen nicht über längere Zeit aus. Zunächst wird die Person versuchen, die Realität an das eigene Anspruchsniveau anzupassen. Falls dies nicht gelingt, wird die Person das Anspruchsniveau dort senken, wo die Anpassung an die Realität nicht gelingt. Dies geschieht z. B. durch den Wechsel der Bezugsgruppe: „Bei den vielen Arbeitslosen muss ich glücklich sein, überhaupt einen Job zu haben" oder einer Umdeutung: „Das hat mein Chef bestimmt nicht so gemeint". Auf diese Weise wird die Unzufriedenheit abgebaut und die Person ist mit ihrer Situation wieder zufriedener (resignative Zufriedenheit).[169]

Ein weiterer Erklärungsansatz für die hohen Zufriedenheitsraten sind Normen der Gesellschaft, nach welchen Unzufriedenheit teilweise als Eingeständnis persönlichen Versagens gewertet wird. Bevor Menschen dies eingestehen, behaupten sie lieber, sie seien zufrieden.[170]

Die allgemeine Zufriedenheit sollte in der vorliegenden Studie helfen herauszufinden, welche Faktoren die Arbeitszufriedenheit am stärksten beeinflussen, um Ansatzpunkte zu finden motivationsbedingte Fehlzeiten zu minimieren.

---

[167] Widmer 1988, S. 59
[168] Widmer 1988, S. 59
[169] Widmer 1988, S. 60
[170] Widmer 1988, S. 60

Von den demographischen Daten (siehe Kapitel 3.1) hatten Alter, Berufserfahrung und Arbeitsumfang hohen Bezug zur Arbeitszufriedenheit.

Um eine motivierte und zufriedene Belegschaft zu haben, ist ein angemessener Anteil an Teilzeitkräften und Pflegekräften über 40 Jahre wünschenswert, da diese beiden Gruppen überdurchschnittlich zufrieden sind.

Wie zu erwarten, hatte die Arbeitszufriedenheit hohen Bezug zu den Fehlzeiten: *Je zufriedener* die Pflegekräfte mit Arbeit waren, *desto seltener fehlten* sie.

Arbeitszufriedenheit →	Sehr zufrieden	zufrieden	Nicht zufrieden
Keine Fehltage	37 %	24 %	25 %
1-4 Tage	27 %	27 %	18 %
5-9 Tage	16 %	23 %	20 %
10 + Tage	21 %	27 %	37 %
Σ (n)	100 % (n=123)	100 % (n=565)	100 % (n=138)

Tab. 7: Zusammenhang von Gesamt-Arbeitszufriedenheit und Fehlzeiten

Die Zufriedenen waren in der Gruppe mit „null" Fehltagen mit 37 Prozent, die Unzufriedenen nur mit 25 Prozent vertreten. In der Gruppe der „hohen" Fehlzeiten (> 10), war das Verhältnis umgekehrt: Hier waren die Unzufriedenen mit 37 Prozent vertreten und die Zufriedenen mit nur 21 Prozent.

FAZIT: Dass 83 Prozent der Probanden mit ihrer Arbeit insgesamt zufrieden waren, entspricht den Ergebnissen anderer Studien und scheint ein „soziales Naturgesetz" zu sein. Nach der Theorie des Anspruchsniveaus pendelt sich die Arbeitszufriedenheit auf ein bestimmtes Niveau ein, unabhängig von den realen Gegebenheiten. Deshalb kann sich kein Krankenhaus auf hohen Werten von Arbeits- und Lebenszufriedenheit „ausruhen". Bei der Suche nach konkreten Problemen muss auf die Zufriedenheit bei Einzelitems geachtet werden. Das war das Ziel der eigenen Studie – mit Praxisbezug.

3.6.2 Zufriedenheit mit dem Leben höher als die mit der Arbeit

Die Frage nach der allgemeinen Lebenszufriedenheit erfasste „summarisch" die Zufriedenheit mit dem eigenen Leben (Wohnung, Gesundheit, Familie…). Die vier Antwortmöglichkeiten wurden mit einer Vier-Gesichter-Skala abgefragt.

Dass die allgemeine Lebenszufriedenheit – quasi als positive oder negative Grundeinstellung – Erleben und Beurteilung der Arbeitsumwelt beeinflusst, ist logisch und naheliegend: Diejenigen, die mit ihrer Arbeit sehr zufrieden waren, waren zu zwei Dritteln auch mit ihrem Leben zufrieden.

Was Ursache und was Wirkung ist, also ob die positive Grundeinstellung (Lebenszufriedenheit) das Erleben der betrieblichen Einzelitems positiv beeinflusst, oder ob die Zufriedenheit im beruflichen Umfeld die Zufriedenheit mit dem eigenem Leben beeinflusst, lässt sich nicht eindeutig feststellen. Zu erwarten ist, dass sich die positive Lebensgrundeinstellung auf das Erleben der betrieblichen Situationen auswirkt, da diese nur einen kleinen Teil der Gesamt-Lebenszufriedenheit ausmachen.

Von den **demographischen Daten** hatten zwei Items statistisch signifikanten Bezug zur Frage der „Gesamt-Lebenszufriedenheit": *Das Alter:* Die unter 30-Jährigen waren genauso zufrieden wie ihre Kollegen über 40. Die 31 bis 40-Jährigen waren dagegen etwas unzufriedener; und *der Zivilstand:* Diejenigen, die mit einem Partner zusammenleben, waren zufriedener als ihre „Single"-Kollegen.

Im Rahmen dieser Studie interessierte vor allem, welche betrieblichen Faktoren und Einzelitems dazu besonders starken Bezug haben.

Bemerkenswert ist, dass mehr als doppelt so viele Probanden mit ihrem Leben als mit ihrer Arbeit „sehr zufrieden" waren (36 zu 15 Prozent).

Ließe sich sehr positive Lebensgrundeinstellung häufiger auf das Arbeitsleben übertragen, wäre häufigere Arbeitszufriedenheit denkbar. Dieses Ergebnis (Lebenszufriedenheit größer als Arbeitszufriedenheit) ergab sich auch bei Neuberger und Allerbeck. Es scheint, dass die Arbeit im Vergleich zu anderen Lebensbereichen häufiger als Bereich enttäuschter Erwartungen erlebt wird.[171]

---

171 Neuberger 1974, S. 57

Im Bereich **Arbeitsorganisation** standen jene Items in engem Zusammenhang mit der Lebenszufriedenheit, die mit der Selbstverwirklichung zu tun hatten: berufliches Ansehen, Arbeitszeitregelung, ausreichende Einflussmöglichkeiten und das Gefühl gebraucht zu werden. Dabei waren „sehr Lebenszufriedene" mit diesen Items ca. doppelt so häufig „fast immer" zufrieden wie jene, die mit ihrem Leben nicht zufrieden waren.

Noch stärker war der Zusammenhang im Bereich **Führung und Zusammenarbeit:** Hier hatten alle Items signifikanten Bezug zur Lebenszufriedenheit. Dies ist plausibel, denn Leute, die mit ihrem Leben zufrieden sind, strahlen auch auf ihre Umwelt mehr Optimismus und Zuversicht aus und kommen mit ihrer Umwelt besser zurecht. Besonders stark wirkte sich dies auf Unterstützung durch Kollegen und Integration auf Station aus.

Auch **Belastungssituationen** standen erwartungsgemäß in Bezug zur Lebenszufriedenheit: Zweifel an der Sinnhaftigkeit, Erwartungen der Vorgesetzten, Belastung durch häufige Änderungen und Patientenverhalten. Höhere Belastung ging stets einher mit geringerer Lebenszufriedenheit.

Die *positive Grundeinstellung* war *mit geringeren Fehlzeiten verbunden:* Bei jenen mit persönlicher Lebensunzufriedenheit hatten 43 Prozent „hohe" Fehlzeiten (zehn und mehr Tage), die übrigen Befragten hatten nur zu 25 Prozent „hohe" Fehlzeiten.

Lebenszufriedenheit →	Sehr zufrieden	Zufrieden	Nicht zufrieden
Keine Fehltage	30 %	24 %	21 %
1-4 Tage	24 %	27 %	18 %
5-9 Tage	21 %	23 %	17 %
10 + Tage	25 %	26 %	43 %
Σ (n)	100 % (n=300)	100 % (n=426)	100 % (n=98)

Tab. 8: Zusammenhang von Lebenszufriedenheit und Fehlzeiten

Die Frage, ob die *Berufsentscheidung nochmals* getroffen würde zeigt, wie stark sich die Berufszufriedenheit auf das Privatleben auswirkt. Die erneute Wahl des Pflegeberufes stand in engem Zusammenhang zu sehr hoher Lebenszufriedenheit – bzw. umgekehrt. Das ist logisch, denn der Beruf nimmt (zeitlich gesehen, zwischen dem 25. und 65. Lebensjahr) den größten Teil unseres Lebens in Anspruch.

FAZIT: Die Lebenszufriedenheit steht in engem Zusammenhang zu betrieblichen Faktoren. Gleichzeitig begrenzt Lebenszufriedenheit die betriebliche Beeinflussbarkeit von Arbeitszufriedenheit. Die Arbeitswelt fordert eine gewisse „Frustrationstoleranz": Diese müssen auch Pflegekräfte für ein befriedigendes Berufsleben mitbringen; der Arbeitgeber hat hierauf nur sehr begrenzten Einfluss.

3.7 Stationsgrößenvergleich: Welche Stationsgröße ist am effizientesten?

In den letzten Jahren gibt es in Krankenhäusern den Trend hin zu größeren Stationseinheiten. Kleine und mittlere Stationen werden zusammengelegt, um bei höherer Bettenzahl pro Station ökonomischer zu arbeiten und Kosten zu sparen. Aus diesem Grund wurde in der vorliegenden Studie ein Stationsgrößenvergleich durchgeführt.

Dafür wurden die Stationen nach ihrer Größe (Anzahl Pflegekräfte laut Dienstplan) in drei Gruppen unterteilt:
– kleine Stationen (bis zwölf Mitarbeiter)
– mittlere Stationen (13 bis 24 Mitarbeiter) und
– große Stationen (mehr als 24 Mitarbeiter)[172]

Organisation scheint auf kleinen und mittleren Stationen effektiver

---

Wie zu erwarten, hatten *größere Stationen* mit mehr als 25 Pflegekräften *mehr organisatorische Probleme* als kleinere und mittlere Stationen. So wurde die *Einhaltung der zeitlichen Planung* mit zunehmender Stationsgröße schlechter beurteilt. Je größer die Station, desto seltener gaben die Mitarbeiter an, die Planung würde „fast immer" eingehalten: kleine 18 Prozent, mittlere 16 Prozent und große elf Prozent. Während

---

[172] Bei dieser Einteilung ist zu beachten, dass in der Gruppe der „großen" Stationen der Anteil der Intensivstationen überdurchschnittlich hoch ist. Von den sieben „großen" Stationen haben vier „Intensiv-Charakter". Inwieweit dies die Itembeantwortung beeinflusst, muss in Folgestudien überprüft werden.

die Mitarbeiter der kleinen Stationen zu einem Viertel die Einhaltung als nicht optimal einschätzten, machten jene von den großen Stationen diese Aussage zu über einem Drittel!

Dieser Trend zeigt sich auch bei der *Zusammenarbeit zwischen Abteilungen:* Die Zusammenarbeit zwischen den Abteilungen funktioniert auf kleinen Stationen besser als auf großen. Während die Mitarbeiter der kleinen Stationen zu fast einem Viertel (23 Prozent) die Zusammenarbeit als „fast immer" gut bezeichneten, machten deren Kollegen von großen Stationen diese Aussage nur zu 13 Prozent.

Das gleiche galt auch für die *Zusammenarbeit mit Ärzten:* Diese beurteilten die Mitarbeiter der kleinen Stationen zu 23 Prozent als „fast immer" gut, die großen nur zu zehn Prozent.

Die *Arbeitsinhalte* beurteilten die Mitarbeiter der großen Stationen eher häufiger mit „fast immer" interessant als Pflegekräfte von kleinen Stationen: 57 zu 47 Prozent. Dies könnte damit zu tun haben, dass auf den großen Stationen viele Intensivstationen vertreten sind und somit mehr „Aufregung" entsteht.

Das *Gefühl gebraucht zu werden* haben die Mitarbeiter der kleinen und mittleren Stationen wesentlich häufiger (47 Prozent bzw. 52 Prozent) als ihre Kollegen der großen Stationen mit 33 Prozent.

Arbeitsklima auf mittleren Stationen am besten

Führung und Zusammenarbeit beurteilten die Mitarbeiter der mittleren Stationen am besten, gefolgt von den kleinen Stationen (siehe Tabelle 47).

Mit der *Unterstützung durch Kollegen* waren *mittlere Stationen am zufriedensten.* 54 Prozent der Mitarbeiter waren dort „fast immer" zufrieden. Auf den großen Stationen waren es nur 29 Prozent!

Am deutlichsten war der Unterschied beim *Stationsklima.* Es wurde auf mittleren Stationen mehr als doppelt so häufig als „sehr gut" beurteilt wie auf großen. Auf großen Stationen wurde das Stationsklima sogar drei mal so häufig als „nicht gut" bewertet! All das kann auf die persönlichere Atmosphäre auf kleinen und mittleren Stationen zurückgeführt werden und entspricht Erfahrungen aus der Industrie. Auch dort wurde festgestellt, dass in kleineren Arbeitseinheiten ein besseres Zusammengehörigkeitsgefühl besteht. Formelle und informelle Kontrolle durch Vorgesetzte und Kollegen sind stärker, was zur Folge hat, dass der einzelne nicht mehr in der Masse verschwindet und somit nicht mehr „untertauchen" kann.[173] Mit zunehmender Betriebsgröße nimmt die Anonymität des einzelnen Beschäftigten zu und der persönliche Kontakt zum Vorgesetzten nimmt ab.[174] Was meist ein Vorteil ist, kann bei Spannungen zum Nachteil werden: Rivalitäten in einer kleinen Gruppe wirken sich heftiger aus, als in einer großen.

Und noch etwas war auffällig: *Mobbing-Probleme* kamen auf mittleren Stationen mit acht Prozent fast gar nicht vor, auf großen Stationen dagegen zu 30 Prozent.

Arbeitsbelastung wird auf kleinen Stationen stärker empfunden

Die *Mitarbeiter der kleinen Stationen fühlten sich deutlich häufiger belastet* als ihre Kollegen, die auf mittleren oder großen Stationen arbeiten. Von den 18 Fragen, die sich mit der konkreten Belastung der Pflegekräfte beschäftigen, wurden 13 am häufigsten von den kleinen Stationen mit „fast immer" belastet beantwortet.

Eine dünnere Personaldecke auf den kleinen Stationen zeigt sich sehr deutlich bei der Beantwortung der Frage nach *Mehrarbeit bei Fehlzeiten der Kollegen.* Während dies auf kleinen Stationen für die Hälfte (51 Prozent) „fast immer" ein Problem ist, machten auf den mittleren Stationen nur knapp ein Drittel (31 Prozent) diese Angabe und auf den großen Stationen nur 22 Prozent!

Die stärkere Belastung auf den kleinen Stationen zeigte sich auch bei der Frage, ob die *Arbeit störend unterbrochen* wird. Dies empfand die Hälfte der Mitarbeiter der kleinen Stationen „fast immer". Ihre Kollegen auf den großen erlebten dies nur zu einem Drittel als belastend. Die mittleren Stationen lagen mit 42 Prozent im Mittelfeld.

Erstaunlich waren die unterschiedlichen Anworten auf die Frage, ob Pflegekräfte sich vorstellen könnten, ihre *Arbeit bis zur Rente* durchzuhalten: Die Pflegekräfte der kleinen und mittleren Stationen konnten sich dies jeweils ungefähr zur Hälfte vorstellen, von den Mitarbeitern der großen Stationen antworteten nur 29 Prozent mit „ja" oder „eher ja".

Dass sich all dies auf die *Fehlzeiten* auswirkt ist naheliegend: Mitarbeiter von kleinen Stationen hatten häufiger nie gefehlt als ihre Kollegen auf großen und mittleren Stationen. Dies wird auch von den Betroffenen selbst so gesehen: Dass die Fehlzeiten auf der eigenen Sta-

---

[173] Salowsky, S. 44
[174] Badura et al. 1997, S. 29

	Kleine Stationen	Mittlere Stationen	Große Stationen	n
ja / eher ja	45 %	44 %	29 %	286
eher nein	37 %	44 %	44 %	344
nein	18 %	22 %	26 %	182
Σ (n)	100 % (n=164)	100 % (n=451)	100 % (n=197)	812

Tab. 9: Zusammenhang von „Arbeit bis Rente durchhalten" und Stationsgröße

tion unter dem Durchschnitt liegen, bestätigte die Hälfte der Mitarbeiter von kleinen Stationen, aber nur ein Viertel der großen Stationen.

Weniger Fehlzeiten auf kleinen Stationen!

Pikant: Die kleinen Stationen gehen zu 61 Prozent davon aus, dass in ihrem Krankenhaus die *Hälfte aller Fehlzeiten motivationsbedingt* ist, also in der Grauzone zwischen Krankheit und Gesundheit liegt. Die Pflegekräfte der mittleren Stationen glaubten dies dagegen nur zu 41 Prozent!

In diesem Kontext wäre denkbar, dass auf kleinen Stationen die persönlichen Bindungen intensiver sind und so mehr Pflichtgefühl entsteht, was dazu veranlasst auch bei leichten Befindlichkeitsstörungen zur Arbeit zu gehen.

Bei der Frage nach der *Gesamt-Arbeitszufriedenheit* war kein klarer Trend zu erkennen. Zwar stellten die Mitarbeiter der großen Stationen mit 22 Prozent den größten Anteil der Unzufriedenen (kleine 18 Prozent, mittlere 14 Prozent), aber gleichzeitig einen geringfügig höheren Anteil an sehr Zufriedenen: 17 Prozent gegenüber 15 Prozent kleine und 14 Prozent mittlere Stationen.

Mitarbeiter *auf großen Stationen* scheinen *mehr Ideen für Veränderungen* zu haben; jedenfalls wollten 43 Prozent von ihnen an Ideenwettbewerben teilnehmen (kleine nur zu 32 Prozent). Der Vorschlag, an den *täglichen Routinebesprechungen* der Ärzte teilzunehmen, wurde von großen Stationen deutlich häufiger gewünscht (fast zwei Drittel wünschten sich diesen Vorschlag. Bei kleinen Stationen äußerte die Hälfte diesen Wunsch, bei mittleren Stationen 46 Prozent.)

Das ist verwunderlich. Ist dies auf kleinen Stationen auf Grund besserer Zusammenarbeit mit den Ärzten nicht so oft nötig? Oder sind Mitarbeiter kleiner Stationen so im Zeitdruck, dass sie sich diese Zeit lieber sparen wollen?

FAZIT: Große Stationen mögen zwar aus rein betriebswirtschaftlicher Sicht effizienter sein, aber nicht unbedingt aus sozialer: Arbeitsorganisation und Zusammenarbeit klappen auf kleinen und mittleren Stationen deutlich besser als auf großen. Dies führt zu mehr Zufriedenheit, größerer Identifikation und somit zu geringeren Fehlzeiten.

Eine mittlere Stationsgröße (13–24 Pflegekräfte) erscheint am sinnvollsten, weil Vor- und Nachteile der Stationsgrößen ausgeglichen werden: Die Organisation klappt gut, Führung und Zusammenarbeit sind sehr gut und die Belastung für die Mitarbeiter ist geringer als auf kleinen Stationen.

Beruhend auf den Erkenntnissen aus der Industrie wird in der Literatur die Bildung kleiner, überschaubarer Arbeitsgruppen als eine Alternative zur Reduzierung von Fehlzeiten genannt.[175] Dies gilt sicher auch für Krankenhäuser.

3.8 Die Situation der Pflegeschüler – als zukünftige Leistungsträger

Die Nachwuchssituation im Pflegedienst verschärft sich: 1999 waren nur noch 85 Prozent der Ausbildungsplätze belegt (1991: 90 Prozent) – der Beruf der Krankenpflege hat bei jungen Menschen an Attraktivität verloren.[176] Die Krankenhäuser werden hier verstärkt in einen Wettbewerb eintreten – um die besten Nachwuchskräfte.

Aus diesem Grund ist die Ausbildungssituation und Zufriedenheit der Schüler ernst zu nehmen. Im Rahmen dieser Studie wurde dem Rechnung getragen, indem auch die Schüler mit in die Befragung eingeschlossen wurden. Wie erleben Schüler – als zukünftige Leistungsträger – ihren Ausbildungsbetrieb? Wie verändert sich das Erleben der Pflegetätigkeit beim Übergang vom Schülerstatus in den Status examinierte Pflegekraft? Damit soll geklärt werden, welche Kritik von Schülern als „statusbedingt" einzuschätzen ist. Das erleichtert adäquate Reaktionen seitens Schul- und Pflegedienstleitung.

---

[175] Salowsky, S. 53
[176] Gerste et al., S. 32

Hierzu wurden 159 Schüler im zweiten und dritten Lehrjahr an drei Schulen befragt (sie hatten also seit mindestens einem Jahr praktische Erfahrungen auf verschiedenen Station gesammelt).

Bei der direkten Gegenüberstellung aller Pflegekräfte mit den Schülern zeigten sich bei den meisten Variablen starke Unterschiede.

Um zu klären, dass diese Unterschiede nicht nur auf einem Altersfaktor basieren, wurden in einer zweiten Auswertung aus dem Kollektiv der 861 Pflegekräfte nur diejenigen herausgenommen, die *maximal drei Jahre Berufserfahrung* hatten. Dabei waren die Meinungsunterschiede z. T. etwas geringer als bei der Gesamtgegenüberstellung. Einige Unterschiede zeigten sich nicht mehr (im folgenden werden die Unterschiede Schüler versus examinierte Pflegekräfte mit bis zu einschließlich drei Jahren Berufserfahrung dargestellt).

Besonderheit der Schüler: Sie werden im Rotationssystem eingesetzt und arbeiten jeweils zwei bis drei Monate auf einer Station. Dadurch können sie Organisation und Arbeitsklima auf verschiedenen Stationen gut miteinander vergleichen.

3.8.1 Arbeitsorganisation – Schüler beurteilen diese schlechter als Examinierte

Im Bereich Arbeitsorganisation waren Schüler deutlich unzufriedener als „ausgelernte" Kräfte. Gleichzeitig hat die Zufriedenheit bzw. Unzufriedenheit mit der Arbeitsorganisation bei Schülern einen deutlich geringeren Einfluss auf die allgemeine Arbeitszufriedenheit als bei Examinierten. (Bei Examinierten hatten alle 15 Items dazu starken Bezug, bei Schülern nur fünf.)

Hauptprobleme bei Schülern liegen in anderen Bereichen als bei examinierten Kräften. Vor allem in der Unzufriedenheit mit dem *beruflichen Ansehen* und den geringen Einflussmöglichkeiten. Unter ihrem geringen beruflichen Ansehen litten 42 Prozent Schüler (Examinierte nur zu 20 Prozent) mit starken Auswirkungen auf allgemeine Arbeitszufriedenheit und Fehltage: Schüler, die nicht mit ihrem beruflichen Ansehen zufrieden waren, hatten zu 44 Prozent hohe Fehlzeiten, die zufriedenen Schüler dagegen zu 30 Prozent. Interessanterweise hatte die Zufriedenheit mit dem beruflichen Ansehen bei Examinierten keinen Bezug zu den Fehlzeiten!

Schüler reagieren bei Unzufriedenheit stärker mit Fehlzeiten, als examinierte Kräfte

Erstaunlicherweise wirkte sich Frust mit der *Zusammenarbeit mit Ärzten* auf Fehlzeiten aus. Diejenigen Schüler, die diese als nicht gut beurteilten, hatten doppelt so oft hohe Fehlzeiten (> 10) als diejenigen, die damit sehr zufrieden waren (48 Prozent gegenüber 23 Prozent). Bei Examinierten hatte dies keinen Einfluss auf die Fehlzeiten.

40 Prozent der Schüler gaben *mangelnde Einflussmöglichkeiten* an, ebenfalls mit gravierenden Auswirkungen auf die allgemeine Arbeitszufriedenheit: Jene Schüler, die dies immer positiv erlebten, waren zu 38 Prozent „sehr zufrieden", ihre Mitschüler, die dies selten oder nie erlebten (39 Prozent!) nur zu acht Prozent. Bestehen hier unrealistische Vorstellungen in der Ausbildungsphase, die eine schlechte Basis für spätere Berufszufriedenheit bedeuten?

Damit in engem Zusammenhang steht die *Umsetzung von Verbesserungsvorschlägen*: 75 Prozent der Schüler waren der Meinung, dass Verbesserungsvorschläge selten oder fast nie diskutiert und umgesetzt werden (Examinierte 41 Prozent), mit Auswirkungen auf die Arbeitszufriedenheit.

Wie kann diese Situation verbessert werden? Ihre Anliegen ernst nehmen!

Es ist denkbar, dass die erhöhte Unzufriedenheit der Schüler mit der Arbeitsorganisation durch Unsicherheiten oder Unkenntnis entsteht. Diese könnten durch *„Fragestunden" mit Stationsleitungen* oder durch einen Mentor beseitigt werden. Hierbei sollten die Schüler auch Gelegenheit erhalten, Kritik und Änderungsvorschläge einzubringen, um ihr Arbeitsumfeld mitgestalten zu können.

Ein Blick in andere Branchen kann helfen: Dort gibt es seit einiger Zeit *Mentoring-Programme*. Diese Art der Praxisbegleitung kann viel betrieblichen Nutzen bringen und dabei helfen, den Widerspruch zwischen einer idealisierten Einstellung zum Pflegeberuf und den beschränkten Möglichkeiten in der Realität zu vermeiden. Dies gilt als einer der Hauptgründe für den Berufsausstieg nach kurzer Zeit.[177] Als

---

[177] Kirchner, S. 150

Mentoren sollten erfahrene Krankenschwestern gewonnen werden, die Spass an ihrer Arbeit haben. So können sie als positive Vorbilder ihre Kompetenz weitergeben und so die Zufriedenheit mit dem beruflichen Ansehen verbessern.

Eine gute Idee für die Einarbeitung von Schülern (und Mitarbeitern) ist auch die Erstellung eines *„Einarbeitungsordners"*, in dem relevante Informationen zum Stations- und Krankenhausablauf zusammengestellt sind, z. B.: Informationen zur Aufbau- und Ablauforganisation, Ansprechpartner, Lageplan, sowie allen weiteren wichtigen allgemeinen und speziellen Informationen der betroffenen Station. So können Schüler wichtige Fragen selbständig klären.[178]

Überraschend war, dass fast ein Drittel der Schüler mit der *Arbeitszeitregelung* unzufrieden war, obwohl Schüler eine geregeltere Arbeitszeit haben als Examinierte (häufiger Blockunterricht statt Schichtarbeit). Dieses Drittel war drei mal so oft mit der Arbeit unzufrieden und hatte zu 55 Prozent hohe Fehlzeiten von zehn und mehr Tagen (zufriedene 27 Prozent). Bei den Examinierten war dieser Unterschied geringer: 39 zu 23 Prozent.

Hier ist *bessere Aufklärung vor der Ausbildung* notwendig, denn mit Ende der Ausbildung wird sich dieses Problem noch verschärfen!

Gleichzeitig fühlten sich Schüler fast zur Hälfte „fast nie" überfordert (Examinierte 28 Prozent), was darauf hindeutet, dass die Unzufriedenheit nur sehr selten von Überforderung herrührt. Im Falle von ständiger Überforderung durch zu viel Verantwortung waren Schüler allerdings häufig unzufrieden und hatten zu 75 Prozent (!) hohe Fehlzeiten mit zehn und mehr Tagen.

---

[178] Loffing, S.159

3.8.2 Führung und Zusammenarbeit – damit sind Schüler sehr unzufrieden

Im Bereich Führung und Zusammenarbeit waren *Schüler bei allen Fragen deutlich unzufriedener* als Examinierte:

Am deutlichsten war der Unterschied bei der Frage *„auf Station gut integriert"*: Hier waren 62 Prozent der Examinierten „fast immer" zufrieden – aber nur 17 Prozent aller Schüler.

Dies könnte zum einen an der kurzen Dauer liegen, die die Schüler pro Station verbringen. Sie sind nur „vorübergehend" dabei und deshalb nicht so gut integriert, denn persönliche Kontakte lassen sich in so kurzer Zeit kaum vertiefen. Auf der anderen Seite werden Schüler von Vorgesetzten und Kollegen als nicht „vollwertig" betrachtet und evtl. weniger wichtig genommen.

Gutes Stationsklima ist für Schüler wichtiger als das Vorgesetztenverhalten

---

Diese Unzufriedenheit mit Führung und Zusammenarbeit hatte bei Schülern *hohen Bezug zur Arbeitszufriedenheit,* jedoch mit anderen Schwerpunkten: Das Verhalten des Vorgesetzten trat dabei in den Hintergrund; der wichtigste Faktor war gutes *Stationsklima.* Jene Schüler, die dies „fast immer" gut erlebten, waren sechs mal häufiger auch mit der Arbeit insgesamt „sehr zufrieden" als ihre Mitschüler, die mit dem Stationsklima nicht zufrieden waren: 42 zu sieben Prozent. Umgekehrt waren die Schüler, die das Klima als „fast immer" gut erlebten, *in keinem Fall mit ihrer Arbeit unzufrieden;* Mitschüler, die mit dem Stationsklima nicht zufrieden waren, gaben dies dagegen zu fast einem Drittel (30 Prozent) an.

Dies hatte auch hohen Bezug zu Fehlzeiten: Bei Schülern, die sich *„fast immer" gut integriert fühlten, kamen keine Fehltage drei mal häufiger* vor als bei ihren nicht gut integrierten Mitschülern: 16 zu fünf Prozent! Auch bei „hohen" Fehlzeiten war der Unterschied deutlich. Nicht gut integrierte Schüler hatten doppelt so häufig „hohe" Fehlzeiten (> 10) wie gut integrierte: 52 zu 24 Prozent. (Bei Examinierten lag hier kein Bezug vor!)

Auch die *Identifikation mit dem Krankenhaus* hatte bei Schülern sehr hohen Bezug zur Arbeitszufriedenheit, sogar stärker als bei Examinierten.

Erstaunlicherweise wirkten sich bei Schülern alle sieben Items zu Führung und Zusammenarbeit auf die Häufigkeit von Fehlzeiten aus (bei Examinierten nur zwei). Besonders stark wirkte sich mangelnde Integration auf Station aus: In diesem Fall hatten 52 Prozent der Schüler hohe Fehlzeiten mit zehn und mehr Tagen.

Diese „Missstände" im Bereich Führung und Zusammenarbeit sollten Denkanstöße geben, die *Auswahlkriterien für Schüler* zu überdenken. Denn für eine reibungslose Integration in den Krankenhausalltag ist soziale Intelligenz wichtiger als sehr gute Abiturnoten. Die erforderliche Sozial- und Kommunikationskompetenz für pflegerische Dienstleistungen im Krankenhaus muss schon im Auswahlverfahren der Schüler gezielt überprüft werden, z. B. in Assessment-Centern. Diese werden in der Industrie seit Jahren erfolgreich angewendet, insbesondere für die Auswahl von Führungskräften.

3.8.3 Belastung – für Schüler (noch) kein zentrales Thema

Schüler waren erwartungsgemäß *weniger belastet* als Examinierte: *Starke Konzentration* kam bei Schülern *deutlich seltener* vor, als bei ihren „ausgelernten" Kollegen. In Anbetracht des starken Zusammenhanges von Konzentration und interessanten Arbeitsinhalten, scheint dies bei Schülern *eher ein Unterforderungsproblem* zu sein, mit Unzufriedenheit als entsprechender Folge.

Belastungen durch *zu wenig Zeit für Patienten, Zeit- und Leistungsdruck,* sowie belastende *Konsequenzen bei Abwesenheit* hatten bei Schülern deutliche Auswirkungen auf die Fehlzeiten. 85 Prozent der Schüler bräuchten als zukünftiges Pflegepersonal mehr Zeit, um sich optimal um die Patienten kümmern zu können. Diejenigen, die „fast immer" mehr Zeit bräuchten, hatten zur Hälfte (51 Prozent) hohe Fehlzeiten, diejenigen, die das selten oder nie bräuchten, hatten nur zu 24 Prozent hohe Fehlzeiten. Bei Examinierten bestand hier kein Zusammenhang zu den Fehlzeiten!

Hier ist dringend mehr *Aufklärung und Beratung* der Schüler durch Stationsleitungen und Mentoren nötig. Denn diese Probleme werden sich mit dem Einstieg ins Berufsleben noch drastisch verschärfen.

Alarmierend ist die Beantwortung der *Mobbing-Frage:* Ein Drittel aller Schüler gab an, „fast immer" oder „häufig" Mobbing-Probleme zu erleben (Examinierte zwölf Prozent). Dies kann Folge der schlechteren Integration sein. Schüler werden im Stationsalltag nicht ausreichend ernst genommen und nehmen dies evtl. persönlich/kränkend wahr. Auch wäre es denkbar, dass Schüler wenig über Inhalte und Formen von Mobbing wissen, und deshalb die Frage anders beantworten als Examinierte. Dafür spricht die Tatsache, dass sich Mobbing bei Schülern nicht auf die Fehlzeiten auswirkt (bei Examinierten deutlich).

Gesundheitsschutz für Pflegekräfte schon in der Schule thematisieren

Vor dem Hintergrund der Gesundheitsrisiken von Pflegekräften sollte im Unterricht besprochen werden, was Schüler in ihrem Berufsleben dafür tun können, um ihre eigene Gesundheit zu schützen: Wie beispielsweise eigene Belastungsgrenzen rechtzeitig erkannt werden, wie eigene körperliche und psychische Ressourcen geschont werden können, wie Nähe und Distanz reguliert werden können – und ein langfristiger „Burnout" vermieden wird.[179]

Fluktuation – schon die Hälfte der Schüler kann sich den Beruf nicht bis zur Rente vorstellen

Logische Folge all dieser Unzufriedenheit ist, dass sich schon vor Beginn der eigentlichen Berufstätigkeit nicht einmal die Hälfte aller Schüler vorstellen kann, die *Arbeit bis zum Rentenalter* durchhalten zu können!

Dies wirkte sich deutlich auf die Fehlzeiten aus: Jene, die sich dies gar nicht vorstellen konnten, hatten mehr als doppelt so oft hohe Fehlzeiten wie ihre Mitschüler, die sich dies gut vorstellen konnten: zu 55 Prozent!

Der richtige „Schock" folgt dann mit dem Berufseinstieg: Drei Viertel aller Pflegekräfte mit bis zu drei Jahren Berufserfahrung können

---

[179] Zimber 2001, S. 215

sich nicht vorstellen, bis zur Rente durchzuhalten! Im Laufe des Berufslebens steigen diese Werte dann wieder kontinuierlich an, d.h. mit steigender Berufserfahrung konnten sich zunehmend mehr Pflegekräfte vorstellen, bis zur Rente weiterzuarbeiten (siehe Kapitel 3.1.6).

3.8.4 Allgemeine Arbeitszufriedenheit und Fehlzeiten bei Schülern

Trotz geringerer Verantwortung/Belastung wiesen *Schüler* in drei der vier Fehlzeitenklassen *höhere Fehlzeiten* auf als examinierte Pflegekräfte mit bis zu drei Jahren Berufserfahrung und damit ähnlicher Alterskonstellation: 76 Prozent der Schüler hatten fünf und mehr Fehltage; in der fast gleichaltrigen Kontrollgruppe der Examinierten mit drei und weniger Jahren Erfahrung nur 54 Prozent. Keine Fehltage hatten nur sieben Prozent der Schüler, aber 19 Prozent der Examinierten – trotz geringerer Verantwortung/Belastung der Schüler!
Die hohen Fehlzeiten bei Schülern sind alarmierend und werfen die Frage auf, wie oft die Schülerauswahl richtig ist.
Hohe Schwankungen in den drei Schulen zeigen, dass hohe Fehlzeiten bei Schülern nicht „gottgegeben", sondern beeinflussbar sind: Hohe Fehlzeiten (von zehn und mehr Tagen) schwankten zwischen 21 Prozent und 47 Prozent. Dies spricht für die wichtige Rolle von Schulleitung und Krankenhausleitung.

Fehlzeiten	Schüler	Examinierte
Keine Fehltage	6 %	25 %
1–4 Tage	16 %	24 %
5–9 Tage	36 %	20 %
10 + Tage	36 %	27 %
Keine Angabe	6 %	4 %
Σ (n)	100 % (n=159)	100 % (n=861)

Tab. 10: Vergleich Schüler/Examinierte in Bezug auf Fehlzeiten

Dass hier ein massiver *Motivationsfaktor* eingeht, wird von den Schülern „indirekt" selbst bestätigt. Sechs von zehn Schülern schätzten 50 Prozent der Fehlzeiten als motivationsbedingt ein. Interessant ist vor allem der Zusammenhang zwischen Arbeitszufriedenheit und Beantwortung dieser Frage: Während die „sehr" Arbeitszufriedenen in keinem Fall zustimmten, dass die Hälfte der Fehlzeiten motivationsbedingt sei, stimmten die Unzufriedenen dem zu fast 40 Prozent zu! (Bei Examinierten war das Verhältnis 14 zu 30 Prozent)

Wie belastend Schüler ihren Status und ihr Umfeld erleben, zeigt sich bei der generellen Arbeitszufriedenheit: Nur 13 Prozent der Schüler sind hiermit sehr zufrieden (elf Prozent waren nicht zufrieden). Extrem ist die Wirkung auf die Fehlzeiten. Nicht zufriedene Schüler hatten in keinem Fall null Fehltage, aber zu 56 Prozent hohe Fehlzeiten!

FAZIT: Schüler sind in vielen Bereichen deutlich unzufriedener als Examinierte, ganz besonders mit Führung und Zusammenarbeit, aber auch mit der Arbeitsorganisation. Trotz geringerer Belastung hatten Schüler deutlich höhere Fehlzeiten. Auf Grund der angespannten Nachwuchssituation im Pflegebereich sollten diese Ergebnisse sehr ernst genommen werden.

3.8.5 Wie kann die Situation in der Ausbildung verbessert werden?

All diese Probleme können nur gelöst werden, wenn auf beiden Seiten reagiert wird: Die Schulleitung sollte Stationsleitungen dafür sensibilisieren, Schüler auf Station besser zu integrieren, ernst zu nehmen und stärker zu fördern. Schwestern müssen *genügend Zeit und Ressourcen* haben, um den *Ausbildungsauftrag erfüllen* zu können. Pflegeschüler dürfen nicht nur als Arbeitskräfte eingesetzt werden.[180]

---

[180] Widmer 1988, S. 198

Aber auch auf Seiten der Schüler ist mehr *Aufklärung und Beratung* notwendig: Im Unterricht sollte über Möglichkeiten gesprochen werden, wie man sich in den gestressten Arbeitsalltag auf Station einbringen kann. Es ist unbedingt erforderlich, dass Schüler – als zukünftige Pflegegeneration – ihre Ausbildung und den Berufsstart realistisch und mit gewissem Optimismus erleben: Als Basis für höhere Frustrationstoleranz, die sie für ihr weiteres Berufsleben als erfolgreiche Krankenpfleger brauchen.

Schüler sind für Veränderungen aufgeschlossener als ausgelernte Kräfte

Positive Ansätze zeigen die Item-Antworten zur *Veränderungsbereitschaft*, z. B. Offenheit für ein Rotationssystem als optimale Basis für breiten Kompetenzerwerb und flexible Einsatzmöglichkeiten bei personellen Engpässen im Krankenhaus.

Gegenüber Änderungsvorschlägen war die *Zustimmung der Schüler größer* als die der examinierten Pflegekräfte. Dies galt für sieben der acht Vorschläge. Einzige Ausnahme war die Teilnahme an Ideenwettbewerben: Hierzu waren Pflegekräfte motivierter als Schüler.

Um genauere Maßnahmen ableiten zu können, sollte untersucht werden, in welchen Ausbildungsabschnitten mehr Fehlzeiten auftreten: während der Praxisblöcke, oder während der Schulblöcke? Und wenn in den Praxisblöcken: Sind die Fehlzeiten dann während des Einsatzes auf bestimmten Stationen besonders auffällig?

3.9 Fehlzeiten: Hintergründe und Haupteinflussfaktoren

3.9.1 Krankenstände in der Literatur – Vergleiche nur bedingt möglich

Der Vergleich von Krankenständen ist sehr schwierig, da die Berechnungen recht unterschiedlich erfolgen. Nach der Statistik der *Bundesanstalt für Arbeit* fehlten 1997 die ca. 30 Millionen Beschäftigten in Deutschland (ohne Beamte) durchschnittlich neun Arbeitstage, das entspricht vier Prozent der Sollarbeitszeit. Laut Statistik der *Krankenkassen* (die Sonn- und Feiertage einrechnet) – betrug 1996 die durchschnittliche Anzahl der Arbeitsunfähigkeitstage je Pflichtmitglied 17 Kalendertage (ca. 5,3 Prozent).[181] Diese Zahl liegt deutlich über den schon als sehr hoch geltenden Zahlen des Gesundheitswesens.

Bei den 200 000 DAK-versicherten Pflegekräften (was der Hälfte aller in Deutschland arbeitenden Pflegekräfte entspricht) betrug 1998 der Krankenstand 4,8 Prozent (DAK-Gesamtdurchschnitt 3,2), was 17 Tage pro Versichertem entspricht.[182]

Im Vergleich zum DAK-Durchschnitt aller Versicherten litten Pflegekräfte jeweils doppelt so oft an *Muskel-/Skelett- sowie psychischen Erkrankungen*.[183] Ersteres ist naheliegend: körperliche Belastungen durch Heben und Tragen. Letzteres ist überraschender und wird von der DAK auf psychomentale (schwerkranke Patienten) und organisationsbedingte psychische Belastungen zurückgeführt.

Diese Fehlzeiten wurden von 55 Prozent der Pflegekräfte verursacht. Das bedeutet, dass für die übrigen 45 Prozent im ganzen Jahr 1998 keine AU-Bescheinigung vorlag.[184] Anhand dieser hohen Anzahl an keinen Fehltagen zeigt sich die Diskrepanz zwischen den Krankenkassendaten und der betrieblichen Realität: Da Angestellte gesetzlich erst ab dem dritten Tag verpflichtet sind, ein ärztliches Attest vorzulegen, kommt es zu einer Untererfassung der Kurzfehlzeiten unter drei Tagen (in der vorliegenden Studie hatten laut Personalabteilungen nur 34 Prozent der Pflegekräfte keinen Tag gefehlt).

---

181 Kuhn 1998, S. 40
182 DAK-BGW Gesundheitsreport 2000, Krankenpflege, S. 131
183 DAK-BGW Gesundheitsreport 2000, Krankenpflege, S. 131
184 DAK-BGW Gesundheitsreport 2000, Krankenpflege, S. 131

Dieser „minimalen" Fehlzeitenquote kommen die Selbständigen am
nächsten (z. B. Rechtsberater 2003: 2,3 Prozent[186]). Denn Selbständige
bzw. Unternehmer können zum einen ihre Arbeitsbedingungen selbst
bestimmen und zum anderen sind bei ihnen die Nachteile durch Krankheit so groß, dass sie ihre Arbeit auch bei größeren Befindensstörun-
gen noch als zumutbar empfinden.[187] Anhand obiger Zahlen scheint
bei Pflegekräften noch Potential zur Senkung der Fehlzeiten vorhanden – egal mit welchen Zahlenangaben man rechnet.

3.9.2 Wie hoch schätzen Pflegekräfte selbst die motivationsbedingten Fehlzeiten ihres Arbeitsumfeldes ein?

Die Probanden wurden mit fünf Items nach der Einschätzung der
Fehlzeiten in ihrem Arbeitsbereich befragt. Ziel war es zu erkennen,
wie viele Probanden Fehlzeiten in ihrem Bereich als motivationsbedingt einschätzen.

Erstaunlicherweise hatten alle fünf Items zum Bereich Einschätzung von Fehlzeiten Bezug zur Arbeitszufriedenheit. Das war nicht
so naheliegend: Jene Pflegekräfte, die mit ihrer Arbeit unzufriedener
waren, stimmten den skizzierten Fehlzeitenproblemen wesentlich *häufiger* zu als ihre zufriedenen Kollegen!

Sehr deutliche Unterschiede gab es bei der Frage, ob die *Fehlzeiten
im eigenen Arbeitsbereich überdurchschnittlich* sind: Jene Pflegekräfte,
die mit ihrer Arbeit nicht zufrieden waren, stimmten dem fast zur
Hälfte zu (46 Prozent), die „sehr zufriedenen" nur zu 14 Prozent!

Auch bei der Frage, ob *hohe Fehlzeiten ein Zeichen schlechter Betriebsorganisation* sind, stimmten jene Probanden, die mit ihrer Arbeit
unzufrieden waren, häufiger zu als ihre zufriedenen Kollegen: 39 zu
30 Prozent.

185 Brandenburg 1998, S. 110
186 DAK-Gesundheitsreport 2004
187 Mall und Sehling 1998, S. 15

**Über 70 Prozent der Pflegekräfte vertreten die Meinung, dass
hohe Fehlzeiten ein Zeichen schlechter Betriebsorganisation sind**

Knapp die Hälfte aller Pflegekräfte schätzte recht realistisch, dass
die *Hälfte aller Fehlzeiten motivationsbedingt* sind. Dass sogar 71 Prozent der Pflegekräfte der Meinung sind, dass *hohe Fehlzeiten ein Zeichen schlechter Betriebsorganisation* sind, sollte Klinikleitungen alar-
mieren und veranlassen, aktiv zu werden. Nach dieser Aussage könnten
die Fehlzeiten durch die Verbesserung der Arbeitsorganisation im weitesten Sinne um die Hälfte gesenkt werden! (Eine Diskrepanz besteht
allerdings darin, dass relativ viele Pflegekräfte mit der Organisation
recht zufrieden sind.)

*FAZIT: Der hohe Bezug der Fehlzeitenfragen zur Arbeitszufrie-
denheit zeigt deutlich, dass in Fehlzeiten ein hoher „Motivationsfaktor" eingeht: Jene Pflegekräfte, die mit ihrer Arbeit nicht zufrieden waren, glaubten fast zur Hälfte, dass die Fehlzeiten in
ihrem Bereich überdurchschnittlich hoch seien. Die Arbeitszufriedenen glaubten dies nur zu 14 Prozent!*

3.9.3 Eigenangaben der Probanden erstaunlich ehrlich

Da eine direkte Zuordnung der Fehlzeitendaten der Personalabteilungen zu den einzelnen Fragebögen nicht möglich war, wurden die
Probanden nach den eigenen Fehlzeiten befragt. Die Compliance war
mit 96 Prozent sehr hoch.

Mit ein wesentliches Ziel der Studie war die Überprüfung, inwieweit die Eigenangaben der Probanden mit den realen Angaben der
Personalabteilung übereinstimmten. Dafür wurden die Eigenangaben
der Probanden mit den Angaben der Personalabteilung an ausgewählten Kollektiven überprüft (Überprüfung am Gesamtkollektiv nicht
möglich, siehe Kapitel 2.2 „Studienkonzept und Durchführung").

Die Übereinstimmung war beeindruckend: Auf den ausgewählten
Stationen gaben 27 Prozent der Probanden keine Fehltage an, laut Per-

sonalstatistik waren es 25 Prozent; bei Schülern sechs zu neun Prozent und bei Vollzeitkräften 20 zu 27 Prozent. Interessant ist, dass Schüler und Vollzeitkräfte die eigenen Fehlzeiten eher kritischer angaben, als sie wirklich waren.

FAZIT: Es konnte gezeigt werden, dass die Eigenangaben der Probanden sehr realistisch sind und eine Verwertung dieser Daten gut möglich ist.

3.9.4 Haupteinflussfaktoren auf motivationsbedingte Fehlzeiten

Die Vergleichszahlen der teilnehmenden Krankenhäuser legen nahe, dass ein großer Teil der Fehlzeiten motivationsbedingt und damit von den einzelnen Häusern beeinflussbar ist: Die Angabe „keine" Fehltage schwankte zwischen zehn und 36 Prozent, „hohe" Fehlzeiten (> 10 Tage) zwischen 24 und 39 Prozent.

Die großen Schwankungen des Krankenstandes zeigten sich auch in einer Auswertung der AU-Bescheinigungen des wissenschaftlichen Institutes der AOK. Der Krankenstand der AOK-Mitglieder in 1 645 Krankenhäusern (alle dort arbeitenden Berufsgruppen) schwankte 1996 zwischen 0,3 und 15,4 Prozent![188]

Wie im Kapitel Demographie beschrieben, haben Alter, Kinder, Berufsgruppe und Beschäftigungsumfang (Voll-/Teilzeit) deutlichen Einfluss auf die Fehlzeiten (auf diese krankenhausspezifischen Unterschiede wurde in Kapitel 3.1, S. 27 ff. eingegangen).

Im Bereich *Arbeitsorganisation* hatte die Hälfte aller Items bemerkenswerten Bezug zu den Fehlzeiten. Besonders stark war der Zusammenhang bei Zufriedenheit mit Arbeitszeitregelung, Einkommen, Überforderung und dem Gefühl gebraucht zu werden. Im Bereich *Führung* hatten erstaunlicherweise nur die Items Vorgesetztenverhalten und Identifikation mit dem Krankenhaus Bezug zu den Fehlzeiten. Im Bereich *Belastung* stand die Hälfte der Items in Bezug zu den

---

[188] Vetter 1997, S. 213

Fehlzeiten. Besonders stark wirkten sich folgende Faktoren darauf aus: Zweifel an Sinnhaftigkeit, Belastung durch schnelle Entscheidungen, Zeit- und Leistungsdruck und belastende Konsequenzen bei der Rückkehr an den Arbeitsplatz. Alle Fragen zur *Fluktuation* hatten Bezug zu den Fehlzeiten, am stärksten die Frage, ob die Berufsentscheidung nochmals getroffen werden würde (siehe Kapitel 3.2 bis 3.5).

Interessant ist die Beobachtung von Mall und Sehling, dass objektive Arbeitsbedingungen einen relativ geringen Einfluss auf die Fehlzeitenquote haben. Das zeigte sich daran, dass bei objektiv schlechten Arbeitsbedingungen die Fehlzeiten z.T. niedriger waren als an Arbeitsplätzen, an denen objektiv keine besondere Belastung bestand. Es scheint, dass ein hohes *Interesse an der Arbeit* die Mitarbeiter so motiviert, dass sie auch bereit sind, unter ungünstigen Arbeitsbedingungen zu arbeiten.[189]

Neben den Einflussfaktoren, die im Rahmen dieser Studie untersucht wurden, gibt es eine Reihe weiterer Faktoren, die (motivationsbedingte) Fehlzeiten beeinflussen.

Dazu gehören *politische Maßnahmen,* z. B. die Einführung von Karenztagen und die Kürzung von Lohnfortzahlungen mit dem Ziel, die Anreize zur Wiederaufnahme der Arbeit zu verstärken, um insbesondere die gesamtwirtschaftlichen Kosten zu senken. Diese Wirkungen traten z. T. ein, griffen jedoch zu kurz, da viele betriebliche Ursachen so nicht zu bekämpfen sind. Generell scheinen ausschließlich disziplinarisch ausgerichtete Maßnahmen für eine Senkung der Fehlzeiten nicht geeignet. Sie können Mitarbeiter demotivieren und somit kontraproduktiv wirken.[191]

Des weiteren werden Fehlzeiten durch eine Reihe *gesellschaftlicher und überbetrieblicher Gründe* beeinflusst:
– *Konjunktur:* Höhe der Arbeitslosigkeit und Sicherheit der Arbeitsplätze. Je höher die Arbeitslosigkeit und je geringer die Sicherheit des Arbeitsplatzes, desto niedriger die Fehlzeiten. Die Mitarbeiter fürchten, dass sie dadurch ihren Arbeitsplatz gefährden.[192]
– *Jahreszeiten und Wochentage:* Fehlzeiten schwanken mit den Jahreszeiten und Wochentagen. Im Winter sind die Krankenstände deut-

---

[189] Mall und Sehling 1998, S. 17
[190] Prins 1998, S. 30
[191] Marschall et al. 1998, S. 9
[192] Schwendenwein 1997, S. 56

lich höher als im Sommer (Grippewellen); Montags und freitags steigen die Fehlzeiten an; das gleiche gilt für Arbeitstage, die vor, nach oder zwischen den Feiertagen liegen.[193, 194]

– *Branchen:* Zwischen den Branchen gibt es erhebliche Unterschiede. 1996 waren Beschäftigte in der öffentlichen Verwaltung mit 6,3 Prozent am meisten abwesend und Beschäftigte der Banken und Versicherungen mit 3,5 Prozent am wenigsten.[195]

– Einen bedeutenden Einfluss hat die *Betriebsgröße:* Mit steigender Betriebsgröße nehmen die Fehlzeiten zu. Dabei sind die festgestellten Unterschiede z. T. enorm: In Betrieben zwischen zehn und 50 Beschäftigten haben die Mitarbeiter durchschnittlich 18,6 Arbeitsunfähigkeitstage und in Betrieben mit mehr als 1 000 Beschäftigten 23 Tage.[196] Gründe hierfür werden in den folgenden Kapitel erläutert.

– *Persönliches Risikoverhalten:* Verhaltensweisen wie das Ausüben verletzungsträchtiger Sportarten, übermäßiges Essen, der Konsum von Drogen, Zigaretten und Alkohol führen zu höheren Fehlzeiten.[197]

FAZIT: Die stark schwankenden Fehlzeitenquoten in den fünf teilnehmenden Krankenhäusern zeigen, wie stark Fehlzeiten durch die „Krankenhauskultur" beeinflusst werden können. Das macht Mut für Veränderungen! Durch Optimierung von Arbeitsorganisation, Führung und Belastungssituation lassen sich Fehlzeiten senken!

[193] Kuhn 1998, S. 42
[194] Bundesministerium für Gesundheit
[195] Kuhn 1998, S. 41
[196] Kuhn 1998, S. 42
[197] Schwendenwein 1997, S. 77

3.9.5 Sonstige Einflussmöglichkeiten auf die Fehlzeiten

Neben den bisherigen Maßnahmen, die vor allem auf eine Verbesserung von Arbeitsorganisation und Führungsstrukturen zur Senkung motivationsbedingter Fehlzeiten abzielten, gibt es noch eine Reihe anderer Einflussmöglichkeiten. Auch der Krankenstand im medizinisch-biologischen Sinne lässt sich durch betriebliche Maßnahmen beeinflussen.

An erster Stelle steht hier die *betriebliche Gesundheitsförderung*. Ziel ist die positive Beeinflussung von Gesundheitsbewusstsein und -verhalten sowie die Minderung von gesundheitlichen Risikofaktoren.[198] Als Beispiele seien Entspannungsprogramme, Suchtprävention, Raucherentwöhnung und Stress-Management-Seminare, aber auch das Essen in der Kantine als Bestandteil einer gesunden Ernährung (Energiegehalt, Nährwert und Qualität) genannt.[199] Mit solchen Angeboten kann nebenbei die Bindung an das Unternehmen erhöht werden. Viele Betriebe haben in den letzten Jahren Maßnahmen zur Senkung des Krankenstandes ergriffen. In einer Studie von 2003 berichten mehr als ein Viertel der befragten Arbeitnehmer (29 Prozent) davon. Meist handelt es sich dabei um Maßnahmen zur Gesundheitsförderung, wie z. B. Rückenschulen oder Sportangebote.[200]

Ein häufiges Problem der betrieblichen Gesundheitsförderungsprogramme besteht darin, dass daran hauptsächlich jene Arbeitnehmer teilnehmen, die ohnehin ein höheres Gesundheitsbewusstsein haben. Die „eigentliche" Zielgruppe wird oft nicht erreicht.[201]

Auch *Arbeitssicherheit* (verbesserte Unfallverhütung), Arbeitsschutz (Verbesserung der Arbeitsbedingungen) und Nutzung des medizinischen Dienstes (Betriebsarzt) gehören zur gesundheitsgerechten Gestaltung der Arbeitswelt.[202]

Betriebliche Interventionen müssen langfristig und präventiv-gesundheitsförderlich angelegt werden. Es darf nicht erwartet werden, dass dadurch der Krankenstand in Kürze sinkt. Vielmehr liegt der Sinn darin, präventiv chronische Erkrankungen und die damit verbundenen Langzeit-Arbeitsunfähigkeiten zu vermeiden. Diese kommen zwar sel-

---

[198] Badura et al. 1997, S. 15
[199] Kuhn 1998, S. 49
[200] B. Badura et al, Fehlzeiten-Report 2003
[201] Brandenburg 1998, S. 107
[202] Marschall et al. 1998, S. 14

ten vor (sie machen nur fünf bis sechs Prozent aller Fälle aus), verursachen aber mehr als 40 Prozent des Arbeitsunfähigkeitsvolumens.[203]

Abschließend sei bedacht, dass Kurzfehlzeiten auch produktivitätsfördernd wirken können: In einer kurzen Abwesenheit können Mitarbeiter ihre Krankheit auskurieren und damit länger dauernden Krankheiten entgegenwirken (z. B. durch Verschleppung von Krankheiten). Auch die Ansteckungsgefahr der Kollegen kann durch eine Abwesenheit verhindert werden.[204]

Wie wirkungsvoll innerbetriebliche Maßnahmen in der Industrie sein können, zeigt sich beim Vergleich von ähnlichen Betrieben einer Branche. In der Polstermöbelindustrie wurden 50 Betriebe mit sehr ähnlicher Produktionsstruktur verglichen. Das Ergebnis: Die Krankenstände schwankten zwischen drei und 17 Prozent! Diese Differenz war vor allem durch innerbetriebliche Unterschiede, wie z. B. Arbeitsbedingungen, Arbeitsmotivation und soziale Einflussfaktoren (Betriebsklima und Kollegialität) zu erklären.[205]

FAZIT: Auch der Krankenstand im medizinisch-biologischen Sinne lässt sich durch betriebliche Maßnahmen beeinflussen. Insbesondere betriebliche Gesundheitsförderung ist hierfür ein erfolgversprechender Ansatz.

3.10 Ausblick

Zusammenfassend gilt, dass es *die Einzelmaßnahme* zur Reduktion von betrieblichen Fehlzeiten nicht gibt. Fehlzeiten werden dauerhaft sinken,

– wenn die Interessen der Mitarbeiter ernst genommen werden und sie mitverantwortlich in Arbeitsprozesse, Entscheidungen und Neuerungen integriert werden.

– wenn ein positives und zielorientiertes Leistungsklima gelebt wird, von Vorgesetzten mit hoher Sozialkompetenz.

---

[203] Priester 1993, S. 96
[204] Brandenburg 1998, S. 110
[205] Kuhn 1998, S. 47

– wenn anspruchsvolle und herausfordernde Tätigkeiten mit Kompetenz- und Qualifikationsentwicklung verbunden sind (und so Überforderung vermieden wird).
– wenn ganzheitliche Aufgaben für Arbeitsgruppen mit ihren Anforderungen an Kooperation und Kommunikation durch personenbezogene Trainingsmaßnahmen zur Entwicklung sozialer Kompetenzen ergänzt werden.[206]

Der Schwerpunkt solcher Anstrengungen sollte nicht auf direkten Maßnahmen zur Verringerung der Fehlzeitenquote liegen, sondern auf der Verbesserung der Stabilität der Betriebsprozesse und Arbeitsabläufe.[207]

Unbedingt zu vermeiden ist die einseitige „Bekämpfung" von Fehlzeiten durch schematische Vorgehensweise (einseitige Schuldzuweisung an Personen mit AU-Bescheinigung, Kontrollmechanismen, Drohungen…). Denn hier wird nur das Symptom und nicht die Ursache bekämpft. Solche Maßnahmen führen vielleicht vorübergehend zu einer Senkung der Fehlzeiten, langfristig werden sich jedoch die innerbetrieblichen Vertrauensverhältnisse und das Betriebsklima verschlechtern.[208]

Es wäre unrealistisch zu glauben, dass man durch Organisationsveränderungen und Führungsverbesserungen alle Mitarbeiter motivieren könnte. Trotzdem lohnt intensive Personalpflege, um zu einer „healthy company" mit (größtenteils) motivierten Mitarbeitern, niedrigen Fehlzeiten, wenig Fluktuation und verbesserter Produktivität zu gelangen. Dieser Ansatz kann nicht durch strenge AU-Senkungsmaßnahmen und -kontrollen ersetzt werden.[209]

Regelmäßige Mitarbeiterbefragungen, z. B. jährlich in Problemsituationen und zweijährlich als Routine mit dem hier entwickelten Erhebungsbogen, können dazu beitragen Schwachstellen rechtzeitig zu erkennen und so Fehlzeiten möglichst gering zu halten – im Interesse aller Beteiligten.

---

[206] Metz 1998, S. 82
[207] Mall und Sehling 1998, S. 25
[208] Kentner 1999, S. 28
[209] Kentner 1999, S. 31

4. Zusammenfassung

Ziel: In der vorliegenden Studie ging es um die Ursachenforschung von überdurchschnittlich hohen Fehlzeiten bei Pflegekräften. Der Vergleich mit Beschäftigten anderer Branchen und Ärzten legt den Verdacht nahe, dass die hohen Fehlzeiten – neben der starken Belastung –erheblich durch Organisations- und Führungsprobleme sowie durch die Arbeitszufriedenheit beeinflusst werden. Im Gegensatz zu vielen anderen Studien, die sich auf psychische und vor allem physische Belastungsaspekte der Pflegekräfte konzentrierten, standen hier Motivationsaspekte im Vordergrund. Neu war die direkte und gezielte Zusammenführung von Zufriedenheit und Fehlzeiten je Proband in Form der Eigenangaben. Ein weiteres Ziel war der direkte Vergleich von Schülern als zukünftige Pflegegeneration.

Methoden: Es wurde ein Erhebungsbogen zur Erfassung der Arbeitszufriedenheit in vier Bereichen erstellt und – zur Optimierung – einem Pretest an 150 Probanden unterzogen. Dann erfolgte die Befragung in standardisierter Form mit 73 Items bei 861 Pflegekräften und 159 Schülern (Rücklauf 77 bzw. 98 Prozent). Die Probanden wurden zu ihren eigenen Fehlzeiten befragt. Diese Eigenangaben wurden (an der Hälfte des Kollektivs) mit den Daten der Personalabteilung verglichen – mit sehr guter Übereinstimmung.

Ergebnisse und Handlungsbedarf:

In allem Bereichen zeigte sich, dass es insbesondere Probleme der Organisation, Personalführung und Krankenhauskultur sind, die die Mitarbeiter belasten. Diese Aspekte waren der Schwerpunkt bei der Maßnahmenentwicklung (Kapitel „Diskussion").

Arbeitsorganisation im weiteren Sinne: Die Beurteilung der Organisation stand in direktem Bezug zur allgemeinen Arbeitszufriedenheit – *alle Items* hatten hierzu hoch signifikanten Bezug! Am größten war die Unzufriedenheit mit Einkommen, Entwicklungsmöglichkeiten, Umgang mit Verbesserungsvorschlägen und rechtzeitiger betrieblicher Information. Den stärksten Bezug zu den Fehlzeiten hatten Zufriedenheit mit Arbeitszeitregelung und Einkommen, sowie zu viel Verantwortung. Viel Handlungsbedarf gibt es im Bereich der Informationspolitik der Krankenhausleitung und der aktiven Einbeziehung der Mitarbeiter: Ziele werden unzureichend kommuniziert, Berufsgruppen und Abteilungen arbeiten schlecht zusammen und Verbesserungsvorschläge werden nicht ernst genommen. Dem Frust der Pflegekräfte kann durch die Teilnahme an Routinebesprechungen mit Ärzten, Ideenwettbewerben, Übergang zur Gruppenpflege, Gesundheitszirkeln und mehr Anerkennung der Leistung *einfach und kostengünstig* entgegen gewirkt werden.

Führung und Zusammenarbeit: Vorgesetztenverhalten und Identifikation mit dem Krankenhaus standen in direktem Bezug zu Zufriedenheit und Fehlzeiten. Integration auf Station wirkte sich erstaunlicherweise nicht auf Fehlzeiten aus – hier bestand mit 92 Prozent sehr große Zufriedenheit. Basis für erfolgreiche Führung und somit gutes Stationsklima ist die richtige Auswahl von Führungskräften und deren gezielte Weiterbildung. Hier sollten Krankenhäuser andere Branchen als Vorbild nehmen: Gezieltere Auswahlverfahren wie Assessment-Center und Aufbau einer Personalentwicklung. Auch im „Kleinen" kann viel verbessert werden: z. B. mehr Anerkennung für Mitarbeiter, regelmäßige Beurteilungen der Vorgesetzten durch die Mitarbeiter, kurze Rückkehrgespräche nach Fehlzeiten.

Belastungssituation: Pflegekräfte waren am stärksten durch Konzentration, häufige Arbeitsunterbrechungen und Zeitdruck belastet. Starke Konzentration stand in engem Zusammenhang mit interessanten Arbeitsinhalten und ist eher als Herausforderung zu bewerten. Zeit- und Leistungsdruck lassen sich durch optimierten Personaleinsatz „abfedern", nachhaltig senken jedoch nur durch Neueinstellungen. Handlungsbedarf besteht vor allem bei Belastungen durch Vorgesetztenverhalten, z. B. unklare Anweisungen, schwankende Erwartungen und Mobbing – mit gravierenden Auswirkungen auf Arbeitszufriedenheit und Fehlzeiten. (Maßnahmen: siehe obigen Abschnitt). Darüber hinaus ist es vielen Pflegekräften wichtig, im Krankenhaus offen über Belastungssituationen sprechen zu können. Hierfür sind Gesundheitszirkel ein geeignetes Instrument – Einbeziehung der Mitarbeiter und Nutzung ihrer Ideen.

Fluktuation und Berufszufriedenheit: Die Fluktuationsbereitschaft wurde in der vorliegenden Studie als Kontrollgröße zum Auftreten von motivationsbedingten Fehlzeiten verwendet. Die Ergebnisse in diesem Bereich machen nachdenklich: Zwei Drittel der Pflegekräfte konnten sich nicht oder eher nicht vorstellen die Arbeit bis zum Renteneintritt durchzuhalten, mit entsprechendem Einfluss auf Fehlzeiten. Dass zwei Drittel ihren Beruf nochmals wählen würden, unterstreicht, dass es nicht die Tätigkeit an sich ist, welche die relativ hohe Unzufriedenheit bei Pflegekräften ausmacht, sondern ungünstige betriebliche Umstände. Hier ist mehr Mut zu Veränderungen notwendig!

Demographie: Das überraschendste Ergebnis: Für den Pflegeberuf sind *Frauen besser geeignet als Männer:* Frauen waren in allen Bereichen zufriedener und fehlten deutlich seltener (entgegen anderen Branchen)! Interessant war auch die Tatsache, dass sich Zufriedenheit/Unzufriedenheit bei den Männern deutlich stärker positiv/negativ in den Fehlzeiten niederschlug als bei Frauen. Frauen scheinen eine höhere Frustrationstoleranz zu haben. Bestätigt werden die Ergebnisse anderer Studien: Zufriedenheit steigt mit dem Alter und ist größer bei Teilzeitbeschäftigung und bei Mitarbeitern mit Kindern.

Vergleich Schüler–Examinierte: Schüler waren in allen Bereich unzufriedener als examinierte Kräfte und hatten – trotz geringerer Belastung und Verantwortung – deutlich höhere Fehlzeiten. Die Unzufriedenheit mit Organisation und Führung kann mit Unsicherheit und unrealistischen Vorstellungen vom Pflegeberuf zusammenhängen. Hier muss insbesondere die Aufklärung im Vorfeld und die Auswahl der Schüler überdacht werden! Während der Ausbildung sollte die Integration der Schüler auf Station verbessert werden, z. B. durch Fragestunden bei Stationsleitungen und der Begleitung durch einen Mentor.

Der Stationsgrößenvergleich spricht gegen die zur Zeit propagierte Bildung von großen Stationseinheiten: Organisation und Führung funktionieren auf kleinen und mittleren Stationen besser.

FAZIT: Die Ergebnisse sprechen für viel Handlungsbedarf und die Chance deutlicher Reduktion von motivationsbedingten Fehlzeiten!

5. Literaturverzeichnis

Albrecht, H. und Engelke, D.:
Der Arbeitsmarkt für Krankenpflegeberufe, eine empirische Untersuchung über die Zugänge und Abgänge der Krankenhausbeschäftigten in Berlin (West) für das Jahr 1979, BASIG-Papier Nr. G 75, Berlin (1980)

Badura, B.:
Gesundheitsförderung durch Arbeits- und Organisationsgestaltung – Die Sicht des Gesundheitswissenschaftlers. In: Pelikan, M., Demmer, H. und Hurrelmann, K. (Hrsg.): Gesundheitsförderung durch Organisationsentwicklung: Konzepte, Strategien, Projekte für Betriebe, Krankenhäuser und Schulen, Juventa, Weinheim, München (1993)

Badura, B., Schellschmidt H., Vetter C. (Hrsg.):
Fehlzeiten-Report 2003 – Wettbewerbsfaktor Work-Life-Balance. Betriebliche Strategien zur Vereinbarkeit von Familie, Beruf und Privatleben. Springer, Heidelberg (2003)

Badura, B., Schellschmidt H., Vetter C. (Hrsg.):
Fehlzeiten-Report 2004: Schwerpunktthema: Gesundheitsmanagement in Krankenhäusern und Pflegeeinrichtungen – Zahlen, Daten, Analysen aus allen Branchen der Wirtschaft; Berlin (2005)

Badura, B., Münch, E. und Ritter, W.:
Partnerschaftliche Unternehmenskultur und betriebliche Gesundheitspolitik, Bertelsmann Stiftung, Gütersloh (1997)

Baudis, S.:
Verbesserung der Anwesenheit im Betrieb. In: Brandenburg, U., Kuhn, K. und Marschall, B., Bundesanstalt für Arbeitsschutz und Arbeitsmedizin (Hrsg.): Verbesserung der Anwesenheit im Betrieb, Wirtschaftsverlag für neue Wissenschaft, Bremerhaven (1998)

Berning, R., Rosenow, C.:
Statistische Krankenhausdaten: Grund- und Kostendaten der Krankenhäuser. In: Arnold, M., Klauber, J. und Schellschmidt, H. (Hrsg.): Krankenhausreport 2001 – Schwerpunkt Personal, Schattauer-Verlag für Medizin und Naturwissenschaften, Stuttgart (2002)

Beske, F. Brecht, J. und Reinkemeier, A.:
Das Gesundheitswesen in Deutschland, Deutscher Ärzte Verlag, Köln (1995)

Bofinger, W. und Dörfeldt, D.:
Personalbedarf im Krankenhaus – Arbeitshandbuch; Kommunal-
und Schulverlag, Wiesbaden (2001)
Brandenburg, U.:
Instrumente zur Verbesserung der Gesundheitsquote. In: Brandenburg, U., Kuhn, K. und Marschall, B., Bundesanstalt für Arbeitsschutz und Arbeitsmedizin (Hrsg.): Verbesserung der Anwesenheit
im Betrieb, Wirtschaftsverlag für neue Wissenschaft, Bremerhaven
(1998)
Bundesanstalt für Arbeitsschutz und Arbeitsmedizin:
http://www.baua.de →Information →Statistik →Volkswirtschaft-
liche Produktionsausfälle
Bundesministerium für Gesundheit:
http://www.bmgesundheit.de/themen/gkv/gkv.htm →Specials: „Informationen zum Krankenstand – Datenerfassung und Ergebnisse"
und http://www.bmgs.bund.de/downloads/krankenstand.pdf
Bungard, W.:
Mitarbeiterbefragungen als Instrument modernen Innovations- und
Qualitätsmanagements. In: Bungard, W. und Jöns, I. (Hrsg.): Mitarbeiterbefragungen: Ein Instrument des Innovations- und Qualitätsmanagements, Beltz Psychologie Verlags Union, Weinheim (1997)
Bungard, W. Jöns, I. und Schultz-Gambard, J.:
Sünden bei Mitarbeiterbefragungen – Zusammenfassung der wich-
tigster Fehler und Fallgruben. In: Bungard, W. und Jöns, I. (Hrsg.):
Mitarbeiterbefragungen: Ein Instrument des Innovations- und Qua-
litätsmanagements, Beltz Psychologie Verlags Union, Weinheim
(1997)
Buttler, G., Burkert, C. und Boente, F.:
Betriebliche Einflußfaktoren des Krankenstandes, Universität Er-
langen-Nürnberg, Nürnberg, Lehrstuhl für Statistik und empirische
Wirtschaftsforschung, Personalführung Nr. 30 (9) (1998)
DAK-Gesundheitsreport 2004:
DAK Gesundheitsmanagement (Hrsg.) in Zusammenarbeit mit dem
Institut für Gesundheits- und Sozialforschung Berlin, Hamburg
(2004)
DAK-Gesundheitsreport 2001:
DAK Gesundheitsmanagement (Hrsg.) in Zusammenarbeit mit dem
Institut für Gesundheits- und Sozialforschung Berlin, Hamburg
(2001)

DAK-BGW Gesundheitsreport 2000 Krankenpflege:
DAK Gesundheitsmanagement (Hrsg.) in Zusammenarbeit mit dem Institut für Gesundheits- und Sozialforschung Berlin, Hamburg (2000)

Eiff, W.:
Führung und Motivation in Krankenhäusern: Perspektiven und Empfehlungen für Personalmanagement und Organisation, Kohlhammer, Stuttgart (2000)

Erke, H.:
Psychologische Aspekte der An- und Abwesenheit. In: Brandenburg, U., Kuhn, K. und Marschall, B., Bundesanstalt für Arbeitsschutz und Arbeitsmedizin (Hrsg.): Verbesserung der Anwesenheit im Betrieb, Wirtschaftsverlag für neue Wissenschaft, Bremerhaven (1998)

Euler, H. P.:
Verbesserung des Anwesenheitsverhaltens durch Arbeitszeitflexibilisierung. In: Brandenburg, U., Kuhn, K. und Marschall, B., Bundesanstalt für Arbeitsschutz und Arbeitsmedizin (Hrsg.): Verbesserung der Anwesenheit im Betrieb, Wirtschaftsverlag für neue Wissenschaft, Bremerhaven (1998)

Fettel, A.:
Mitarbeiterbefragungen – Anforderungen und Erwartungen aus Sicht von Mitarbeitern. In: Bungard, W. und Jöns, I. (Hrsg.): Mitarbeiterbefragungen: Ein Instrument des Innovations- und Qualitätsmanagements, Beltz Psychologie Verlags Union, Weinheim (1997)

Fischer, H. J.:
Absentismus beim Personal eines Krankenhauses: Analyse von Entfremdungsprozessen, Peter Lang GmbH, Frankfurt (1987)

Frieling, E. und Buch, M.:
Gruppenarbeit und Fehlzeiten. In: Brandenburg, U., Kuhn, K. und Marschall, B., Bundesanstalt für Arbeitsschutz und Arbeitsmedizin (Hrsg.): Verbesserung der Anwesenheit im Betrieb, Wirtschaftsverlag für neue Wissenschaft, Bremerhaven (1998)

Gebert, D.:
Unternehmensphilosophie, Mitarbeiterführung und Motivation. In: Eichhorn, S. (Hrsg.), Motivation im Krankenhaus, Tagungsbericht des 21. Colloquiums Gesundheitsökonomie, Bleicher, Gerlingen (1990)

Gerste, B., Schellschmidt, H. und Rosenow, C.:
Personal im Krankenhaus: Entwicklungen 1991 bis 1999. In: Arnold, M., Klauber, J. und Schellschmidt, H. (Hrsg.): Krankenhausreport 2001 – Schwerpunkt Personal, Schattauer-Verlag für Medizin und Naturwissenschaften, Stuttgart (2002)

Gesundheitsbericht für Deutschland:
Statistisches Bundesamt (Hrsg.), Metzler-Poeschel, Stuttgart (1998) unter www.gbe-bund.de

Goleman, D., Boyatzis, R. und McKee, A.:
Emotionale Führung, Econ, München (2002)

Henke, K.-D.:
Finanzierung von Gesundheitsleistungen. In: Andersen, H. Henke, K.-D., Schulenburg, J.-M. Graf v. d. (Hrsg.): Basiswesen Gesundheitsökonomie – Band 1: Einführende Texte, Berlin (1992)

Jeiter, W.:
Verbesserung der Anwesenheit im Betrieb. In: Brandenburg, U., Kuhn, K. und Marschall, B., Bundesanstalt für Arbeitsschutz und Arbeitsmedizin (Hrsg.): Verbesserung der Anwesenheit im Betrieb, Wirtschaftsverlag für neue Wissenschaft, Bremerhaven (1998)

Kenter, M.:
Die Fehlzeitenquote – Aussagekraft und Beeinflußbarkeit von Arbeitsunfähigkeitsdaten. In: Das Gesundheitswesen 1999, Nr. 61, Sonderheft 1 (1999)

Kirch, W.:
Einführung. In: Kirch, W. und Kliemt, H.: Rationalisierung im Gesundheitswesen, Roderer, Regensburg (1996)

Kirchner, J.:
Aufgaben und Perspektiven der Pflege. In: Arnold, M., Klauber, J. und Schellschmidt, H. (Hrsg.): Krankenhausreport 2001 – Schwerpunkt Personal, Schattauer-Verlag für Medizin und Naturwissenschaften, Stuttgart (2002)

Kleinbeck, U.:
Durch Förderung der Arbeitsmotivation lassen sich die Anwesenheitszeiten von Mitarbeiterinnen und Mitarbeitern erhöhen. In: Brandenburg, U., Kuhn, K. und Marschall, B., Bundesanstalt für Arbeitsschutz und Arbeitsmedizin (Hrsg.): Verbesserung der Anwesenheit im Betrieb, Wirtschaftsverlag für neue Wissenschaft, Bremerhaven (1998)

Klicznik, H.-P.:
Gesundheit als Unternehmensziel? In: Pelikan, M., Demmer, H. und Hurrelmann, K. (Hrsg.): Gesundheitsförderung durch Organisationsentwicklung: Konzepte, Strategien, Projekte für Betriebe, Krankenhäuser und Schulen, Juventa, Weinheim, München (1993)

Kowalski, H.:
Erfahrungen mit Rückkehrgesprächen. In: Brandenburg, U., Kuhn, K. und Marschall, B., Bundesanstalt für Arbeitsschutz und Arbeitsmedizin (Hrsg.): Verbesserung der Anwesenheit im Betrieb, Wirtschaftsverlag für neue Wissenschaft, Bremerhaven (1998)

Krämer, K.:
Betriebliche Gesundheitsförderung, Dortmunder Beiträge zur Sozial- und Gesellschaftspolitik, Band 19, Naegele, G. und Peter, G. (Hrsg.), LIT Verlag, Münster (1998)

Krüger, W.:
Die Transparenz der Gesundheitsquote. In: Brandenburg, U., Kuhn, K. und Marschall, B., Bundesanstalt für Arbeitsschutz und Arbeitsmedizin (Hrsg.): Verbesserung der Anwesenheit im Betrieb, Wirtschaftsverlag für neue Wissenschaft, Bremerhaven (1998)

Krystek, U., Becherer, D., Deichelmann, K.-H.:
Innere Kündigung, Hampp, München-Mering (1995)

Kuhn, K.:
Entwicklung der Gesundheitsquoten in der Bundesrepublik Deutschland. In: Brandenburg, U., Kuhn, K. und Marschall, B., Bundesanstalt für Arbeitsschutz und Arbeitsmedizin (Hrsg.): Verbesserung der Anwesenheit im Betrieb, Wirtschaftsverlag für neue Wissenschaft, Bremerhaven (1998)

Lanzendörfer, Ch.:
Kunst des Motivierens. In: Deutsches Ärzteblatt 96 Heft 43 (1999)

Lehnert, E., Mühlbauer, B. und Strack, D.:
Mitarbeiterbefragung – Ein Instrument des Total Quality Managements im Krankenhaus. In: Bungard, W. und Jöns, I. (Hrsg.): Mitarbeiterbefragungen: Ein Instrument des Innovations- und Qualitätsmanagements, Beltz Psychologie Verlags Union, Weinheim (1997)

Lipke, G.:
Anwesenheitsprämien bei Krankheit und Schwangerschaft, Europäische Hochschulschriften, Peter Lang Verlag, Frankfurt (1986)

Loffing, Ch.:
Pflegenotstand – nein danke! Neue Mitarbeiter gewinnen und langfristig halten. In: Eisenreich, T. (Hrsg.): Handbuch Pflegemanagement, Luchterhand, Neuwied (2002)

Mall, G. und Sehling, M.:
Das Fehlzeiten-Informations-Management, expert, Renningen-Malsheim (1998)

Marr, R.:
Absentismus: der schleichende Verlust an Wettbewerbspotential. In: Marr, R. (Hrsg.): Absentismus: der schleichende Verlust an Wettbewerbspotential, Verlag für Angewandte Psychologie, Göttingen (1996)

Marschall, B. Brandenburg, U.:
Verbesserung der Gesundheitsquote durch intelligentes Gesundheitsmanagement. In: Brandenburg, U., Kuhn, K. und Marschall, B., Bundesanstalt für Arbeitsschutz und Arbeitsmedizin (Hrsg.): Verbesserung der Anwesenheit im Betrieb, Wirtschaftsverlag für neue Wissenschaft, Bremerhaven (1998)

Meier, U.:
Fehlzeitenreduzierung als Führungsaufgabe. In: Marr, R. (Hrsg.): Absentismus: der schleichende Verlust an Wettbewerbspotential, Verlag für Angewandte Psychologie, Göttingen (1996)

Metz, A.-M.:
Belastungen und Ressourcen in der Arbeit und Fehlzeiten. In: Brandenburg, U., Kuhn, K. und Marschall, B., Bundesanstalt für Arbeitsschutz und Arbeitsmedizin (Hrsg.): Verbesserung der Anwesenheit im Betrieb, Wirtschaftsverlag für neue Wissenschaft, Bremerhaven (1998)

Morschhäuser, M.:
Demographischer Wandel: Herausforderungen an die betriebliche Gesundheits- und Personalpolitik. In: Badura, B., Litsch, M. und Vetter Ch. (Hrsg.): Fehlzeitenreport 2000 – Zukünftige Arbeitswelten: Gesundheitsschutz und Gesundheitsmanagement, Springer, Heidelberg (2001)

Müller, B., Münch, E. und Badura, B.:
Gesundheitsförderliche Organisationsgestaltung im Krankenhaus: Entwicklung und Evaluation von Gesundheitszirkeln als Beteiligungs- und Interventionsmodell, Juventa, Weinheim, München (1997)

Nagel, K.:
Herausforderung Kunde, Moderne Industrie, Landsberg (1996)
Neuberger, O. und Allerbeck, M.:
Messung und Analyse von Arbeitszufriedenheit, Schriften zur Arbeitspsychologie Nr. 26, Hans Huber, Bern (1978)
Neuberger, O.:
Messung der Arbeitszufriedenheit Verfahren und Ergebnisse, Sozioökonomie 8, Kohlhammer, Stuttgart (1974)
Nieder, P.:
Wie lassen sich Fehlzeiten reduzieren: Ein Überblick. In: Brandenburg, U., Kuhn, K. und Marschall, B., Bundesanstalt für Arbeitsschutz und Arbeitsmedizin (Hrsg.): Verbesserung der Anwesenheit im Betrieb, Wirtschaftsverlag für neue Wissenschaft, Bremerhaven (1998)
Oppolzer, A.:
Ausgewählte Bestimmungsfaktoren des Krankenstandes in der öffentlichen Verwaltung – Zum Einfluss von Arbeitszufriedenheit und Arbeitsbedingungen auf krankheitsbedingte Fehlzeiten. In: Badura, B., Litsch, M. und Vetter, C. (Hrsg.): Fehlzeiten-Report 1999 – Psychische Belastung am Arbeitsplatz, Springer, Heidelberg (2000)
Pfaff, H., Münch, E. und Badura, B.:
Belastungen und Ressourcen im Dienstleistungsbereich: das Beispiel der Krankenpflege. In: Badura, B., Litsch, M. und Vetter, C. (Hrsg.): Fehlzeiten-Report 1999 – Psychische Belastung am Arbeitsplatz, Springer, Heidelberg (2000)
Price, J. und Mueller, Ch.:
Absenteeism and turnover of hospital employees, Jai Press, London (1986)
Priester, K.:
Neue Arbeitszeitmodelle in Krankenhäusern, Mabuse, Frankfurt (1993)
Prins, R.:
Gesundheitsquoten und Maßnahmen im Europäischen Vergleich. In: Brandenburg, U., Kuhn, K. und Marschall, B., Bundesanstalt für Arbeitsschutz und Arbeitsmedizin (Hrsg.): Verbesserung der Anwesenheit im Betrieb, Wirtschaftsverlag für neue Wissenschaft, Bremerhaven (1998)
Pröll, U. und Streich, W.:
Arbeitszeit und Arbeitsbedingungen im Krankenhaus, Schriftenreihe der Bundesanstalt für Arbeitsschutz (Hrsg.), Wirtschaftsverlag NW, Dortmund (1984)

Rüschmann, H.:
Einkommens-, Sicherheits-, Sozial- sowie Aufstiegs- und Weiter-bildungsanreize. In: Eichhorn, S. (Hrsg.), Motivation im Kranken-haus, Tagungsbericht des 21. Colloquiums Gesundheitsökonomie, Bleicher, Gerlingen (1990)

Salowsky, H.:
Fehlzeiten- empirische Zusammenhänge. In: Marr, R. (Hrsg.): Ab-sentismus: der schleichende Verlust an Wettbewerbspotential, Ver-lag für Angewandte Psychologie, Göttingen (1996)

Schiesser, A.:
Personalproblem in Spitälern, Analyse und Empfehlungen mit Hilfe eines rollentheoretischen Ansatzes, Schriftenreihe des Be-triebswirtschaftlichen Instituts an der Universität Basel, Bd. 13, Paul Haupt Verlag, Stuttgart (1984)

Schmidt-Rettig, B.:
Anforderungen an das Personalmanagement im Krankenhaus In: Arnold, M., Klauber, J. und Schellschmidt, H. (Hrsg.): Kranken-hausreport 2001 – Schwerpunkt Personal, Schattauer, Stuttgart (2002)

Schröer, A.:
Evaluation von Gesundheitsberichten und Gesundheitszirkel, 1. Zwi-schenbericht, Referat Gesundheitsberichterstattung des Bundesver-bandes der Betriebskrankenkassen, Essen (1994)

Schulenburg, J. –M., Graf v. d.:
Die Entwicklung der Gesundheitsökonomie. In: Schöffski, O. (Hrsg.): Gesundheitsökonomische Evaluationen, Springer, Berlin, Heidel-berg (1998)

Schwendenwein, J.:
Gesundheitsförderung durch Organisationsentwicklung: Der Kran-kenstand als Evaluationsindikator, Profil Verlag, München, Wien (1997)

Siess, M.:
Restrukturierung als personalpolitische Herausforderung. In: Arnold, M., Klauber, J. und Schellschmidt, H. (Hrsg.): Kran-kenhausreport 2001 – Schwerpunkt Personal, Schattauer-Verlag für Medizin und Naturwissenschaften, Stuttgart (2002)

Slesina, W.:
Evaluation von Gesundheitszirkeln. In: Badura, B., Litsch, M. und Vetter Ch. (Hrsg.): Fehlzeitenreport 2000 – Zukünftige Arbeits-welten: Gesundheitsschutz und Gesundheitsmanagement, Springer, Heidelberg (2001)

Statistisches Bundesamt:
Homepage: http://www.destatis.de/d_home.htm, Wiesbaden, 2004
Tabelle „Durchschnittliche weitere Lebenserwartung": →Bevölkerung →Lebenserwartung.
Tabelle „Personal im Krankenhaus": →Gesundheitswesen →Personal im Krankenhaus.

Sudholt, B.:
Wege zur Erhöhung der Gesundheitsquote aus Sicht des Betriebsrates. In: Brandenburg, U., Kuhn, K. und Marschall, B., Bundesanstalt für Arbeitsschutz und Arbeitsmedizin (Hrsg.): Verbesserung der Anwesenheit im Betrieb, Wirtschaftsverlag für neue Wissenschaft, Bremerhaven (1998)

Süssenguth, E.:
BASF Mitarbeiterbefragungen 1992: Ableitung von Maßnahmen. In: Bungard, W. und Jöns, I. (Hrsg.): Mitarbeiterbefragungen: Ein Instrument des Innovations- und Qualitätsmanagements, Beltz Psychologie Verlags Union, Weinheim (1997)

Uexküll, T.:
Grundfragen der psychosomatischen Medizin, Rowohlt, Reinbek (1963)

Vetter, Ch.:
Krankheitsbedingte Fehlzeiten in Krankenhäusern. In: Arnold, M und Pfaffenrath, D. (Hrsg.): Krankenhausreport 97 – Schwerpunkt Sektorübergreifende Versorgung, Gustav Fischer, Stuttgart (1997)

Wanek, V., Brenner, H., Novak, P., Reime, B.:
Rückenschmerzen im Betrieb: Verbreitung, Zusammenhänge mit Arbeitsbedingungen und Änderungswünsche der Beschäftigten, Gesundheitswesen 60, Thieme, Stuttgart (1998)

Wanek, V., Born, J., Novak, P., Reime, B.:
Einstellungen und Gesundheitsstatus als Bestimmungsfaktoren einer Beteiligung an Maßnahmen verhaltensorientierter Gesundheitsförderung, Gesundheitswesen 61, Thieme, Stuttgart (1999)

Widmer, M.:
Streß, Streßbewältigung und Arbeitszufriedenheit beim Krankenpflegepersonal, Schriftenreihe des Schweizerischen Instituts für Gesundheits- und Krankenhauswesen (Hrsg.), Band 40, Aarau (1988)

Wille, E.:
Anliegen und Charakteristika einer Kosten-Nutzen-Analyse. In:
Schulenburg, J.-M. Graf v. d. (Hrsg.): Ökonomie in der Medizin,
Stuttgart (1996)
Wirtschaftswoche:
Vorschlagswesen In: Wirtschaftswoche Nr. 3 (2000)
Zapf, D. und Kuhl, M.:
Mobbing am Arbeitsplatz: Ursache und Auswirkungen. In: Badu-
ra, B., Litsch, M. und Vetter, C. (Hrsg.): Fehlzeiten-Report 1999 –
Psychische Belastung am Arbeitsplatz, Springer, Heidelberg (2000)
Zimber, A.:
Gesundheitsförderung in der stationären Altenpflege: Effekte eines
Qualifizierungsprogramms für Mitarbeiter und Leitungskräfte. In:
Badura, B., Litsch, M. und Vetter Ch. (Hrsg.): Fehlzeitenreport
2000 – Zukünftige Arbeitswelten: Gesundheitsschutz und Gesund-
heitsmanagement, Springer, Heidelberg (2001)

Anhang

A. Originalfragebogen

Originalfragebogen

mit eingetragenen Häufigkeitsangaben in Prozent

von 861 examinierten Pflegekräften

Zeilendifferenzen zu 100 Prozent entsprechen „keine Angabe"

Universitätsklinikum – Institut für Arbeits,- Sozial-
und Umweltmedizin, Frauensteige 10, D-89075 Ulm

Institut für Arbeits-, Sozial- und Umweltmedizin
Leiter: Prof. Dr. med. Hans Joachim Seidel

Frauensteige 10, 89075 Ulm
Tel: 0731-50033100 und 0731-619300
E-Mail: hans-joachim.seidel@medizin.uni-ulm.de
          friederike.wenderlein@gmx.de

<u>Mitarbeiterbefragung zur Arbeitszufriedenheit und Gesundheitsförderung im Krankenhaus</u>

Diese Mitarbeiterbefragung ist Teil einer Untersuchung, die von obigem Institut der Universität Ulm in Zusammenarbeit mit Krankenhäusern in Stuttgart, Ulm und Umgebung durchgeführt wird.

Ziel der Befragung ist es, belastende und evt. sogar krankmachende Faktoren bei Beschäftigten im Krankenhaus zu erkennen und zu analysieren.

Anhand Ihrer Beurteilung werden Ihrer Klinik konkrete Verbesserungsvorschläge und Maßnahmen vorgeschlagen, um die Zufriedenheit bei KH-Mitarbeitern zu optimieren.

Bedenken Sie bitte, daß der Wert dieser Studie und insbesondere deren praktischer Nutzen für Sie selbst und Ihre Kolleginnen und Kollegen entscheidend von Ihrer Mitarbeit abhängt. Je höher Ihre Beteiligung ist, um so aussagefähiger sind die Ergebnisse.

Die **Anonymität** der Umfrage ist **gesichert**: Die Fragebögen gehen direkt an das Institut für Arbeit- und Sozialmedizin der Uni Ulm und werden dort ausgewertet. Ihre Klinik wird ausschließlich über die zusammengefaßten Ergebnisse informiert (kann also keine einzelnen Fragebögen einsehen). Damit werden alle Datenschutzaspekte berücksichtigt.

Über die Ergebnisse der folgenden Befragung werden Sie in den nächsten Wochen ausführlich informiert.

Das Ausfüllen des Erhebungsbogens wird 10 Minuten dauern.

Vielen Dank für Ihre Mitarbeit!

Prof. Dr. H.-J. Seidel   Friederike Wenderlein

Bitte beachten Sie, daß die meisten der folgenden Fragen positiv formuliert sind, einige negativ.

134

Datenerhebung zur Arbeitszufriedenheit bei Krankenhausmitarbeitern

- anonyme Befragung -

I: Angaben zu Ihrer Person *(Diese Daten werden nicht an Ihre Klinik weitergegeben!)*

1. **Alter** ☐ bis 20 ☐ 21–30 ☐ 31–40 ☐ 41–50 ☐ über 50

2. **Geschlecht** ☐ männlich ☐ weiblich

3. **Zivilstand** ☐ mit Partner lebend ☐ alleinstehend

4. **Familiensituation** ☐ Kinder ☐ Angehörige pflegen ☐ weder noch

5. **Nationalität** ☐ deutsch ☐ andere

6. **Ausbildung** ☐ Ausbildung als .... ☐ Studium: ....

7. **Berufserfahrung:** Wie lange arbeiten Sie in Ihrem jetzigen Beruf? .... Jahre

8. **Betriebszugehörigkeit:** Wie lange arbeiten Sie in diesem Krankenhaus? .... Jahre

9. Seit wie vielen Jahren arbeiten Sie auf Ihrer jetzigen Station / Bereich? .... Jahren.

10. Arbeiten Sie zur Zeit **Voll- oder Teilzeit?** ☐ Vollzeit ☐ Teilzeit .... (Std./Woche)

11. Art des derzeitigen **Arbeitsvertrages:** ☐ befristet ☐ unbefristet

12. **Anfahrtsweg:** Wie lange dauert Ihr Anfahrtsweg zur Arbeit? ...... Minuten.

II: Fragen zu Ihrem Arbeitsumfeld „Station & Krankenhaus als Ganzes"

Zur Arbeitsorganisation

Trifft zu: *Bitte kreuzen (X) Sie bei jeder Aussage an, was am ehesten zutrifft.*	fast immer	häu-fig	sel-ten	fast nie
13. Die **Arbeitsabläufe auf meiner Station** sind gut organisiert, d.h. jeder weiß, was zu tun ist, wann und warum.	53	43	4	0
14. **Ärztliche** und **pflegerische Aufgaben** sind gut **aufeinander abgestimmt**.	15	58	25	2
15. Mit den **Arbeitsbedingungen** (technisch - ergonomisch = Anpassung der Arbeit an den Menschen) bin ich zufrieden.	19	52	24	4
16. Zeitliche **Planung** (z.B. Diagnostik, OP-Maßnahmen) wird **eingehalten**.	15	54	24	4
17. Die **Zusammenarbeit** zwischen den **Abteilungen** (z.B. Chirurgie, Innere, Radiologie) funktioniert gut.	15	56	23	3
18. Meine **Arbeitsinhalte** sind interessant und abwechslungsreich.	51	40	8	0
19. **Vorschläge zur Verbesserung** der Arbeitsgestaltung und **konstruktive Kritik** werden prompt diskutiert und nach Möglichkeit umgesetzt.	13	44	33	9
20. Mit meinem beruflichen **Ansehen** bin ich zufrieden.	33	43	18	4
21. Mit meiner **Arbeitszeitregelung** bin ich zufrieden (**Vereinbarkeit** von **Arbeits- und Privatleben** ist gut möglich).	35	43	18	4

Trifft zu: *Bitte kreuzen (X) Sie bei jeder Aussage an, was am ehesten zutrifft.*	fast im- mer	häu -fig	sel- ten	fast nie
22. Die Mitarbeiter werden rechtzeitig und ausführlich über innerbetriebliche **Sachverhalte** und geplante **Veränderungen informiert** (z.B. Veränderungen in der Organisation).	23	42	28	6
23. Ich trage **zu viel Verantwortung** und fühle mich überfordert.	1	13	**53**	32
24. Die **Entwicklungs- und Aufstiegsmöglichkeiten** innerhalb des Krankenhauses sind gut und fair.	7	30	**41**	16
25. Die **Höhe meines Einkommens** finde ich angemessen.	8	20	**35**	34
26. Ich habe **Einflußmöglichkeiten** (Gestaltungs- und Entscheidungs- spielräume) auf meinen Arbeitsablauf; kann **eigenverantwortlich** arbeiten und meine **Fähigkeiten gut einsetzen.**	31	**52**	13	3
27. Ich habe das **Gefühl,** als Mitarbeiter **gebraucht zu werden.**	2	**45**	41	10

Zur interpersonellen Situation (Führung & Zusammenarbeit)

28. Von **Vorgesetzten** erhalte ich **Unterstützung** und **Anerkennung.**	28	**39**	26	6
29. Das **Verhalten meiner Vorgesetzten** ist fair und freundlich.	38	**45**	14	2
30. Von meinen **Kollegen** erhalte ich **Unterstützung** und **Anerkennung** .	**45**	44	9	1
31. Ich bin in meinem Arbeitsbereich gut **integriert**/fühle mich wohl.	**53**	40	6	1
32. Das **Arbeits- und Betriebsklima** auf meiner **Station / Abteilung** ist gut.	39	**48**	10	3
33. Ich bin **mit meiner** derzeitigen **Arbeit zufrieden.**	36	**50**	12	1
34. Ich kann mich **mit** „meinem" **Krankenhaus identifizieren.**	20	**46**	26	7

Zur Belastungssituation

35. Ich erhalte **widersprüchliche** oder **unklare Anweisungen.**	2	23	**55**	18
36. Meine Arbeit ist **körperlich** sehr **anstrengend.**	22	**45**	27	5
37. Ich zweifle an der **Sinnhaftigkeit** meiner Arbeit.	1	10	**45**	43
38. Die **Ansprüche/Erwartungen der Vorgesetzten** an meine Arbeit sind **gleichbleibend** und **vorhersehbar.**	27	**55**	13	2
39. Bei meiner Arbeit muß ich mich **stark konzentrieren.**	45	**47**	6	1
40. Meine Arbeit wird **störend unterbrochen** (z.B. Telefon) .	41	**48**	9	2
41. Meine Arbeit belastet mich, weil ich **plötzlich** und **schnell** etwas anderes machen / entscheiden soll.	11	34	**44**	11
42. Mich belastet das **Verhalten von Patienten** und Angehörigen.	3	24	**55**	16
43. Ich bräuchte **mehr Zeit,** um mich gut **um die Patienten zu kümmern.**	33	**49**	14	3
44. Die **Arbeit mit schwerkranken Patienten** beschäftigt mich gedanklich noch nach Dienstschluß.	14	37	**37**	10
45. Ich stehe bei meiner Arbeit unter **starkem Zeit-/ Leistungsdruck (Streß).**	20	**54**	23	3

136

Trifft zu: *Bitte kreuzen (X) Sie bei jeder Aussage an, was am ehesten zutrifft.*	fast im- mer	häu -fig	sel- ten	fast nie
46. **Fehlzeiten meiner Kollegen** bedeuten für mich **Mehrarbeit.**	32	43	21	2
47. **Fehlzeiten** in meinem Bereich bedeuten **organisatorische Probleme.**	30	45	20	3
48. Um die mir gestellten Arbeitsanforderungen zu erfüllen sind regelmäßige **Überstunden** nötig.	9	41	37	11
49. Mein **eigener Arbeitseinsatz** ist überdurchschnittlich.	9	50	33	3
50. In meinem Arbeitsbereich gibt es **Mobbing-Probleme.**	3	11	36	47

A c h t u n g :   a b   h i e r   w i r d   e i n e   a n d e r e   S k a l a   v e r w e n d e t !

Trifft zu: *Bitte kreuzen (X) Sie bei jeder Aussage an, was am ehesten zutrifft.*	ja	eher ja	eher nein	nein
51. Wenn ich fehle (wegen Krankheit...), hat meine Abwesenheit belastende **Konsequenzen** (z.b. ungünstige Auswirkungen auf mein Verhältnis zu Vorgesetzten und Kollegen).	7	11	38	41
52. In unserem Krankenhaus läßt sich offen über evt. berufsbedingte **gesundheitliche Beschwerden** sprechen.	22	47	24	5
53. Könnte ich meine **Berufsentscheidung noch einmal treffen,** so würde ich wieder den gleichen Beruf wählen.	41	26	17	13
54. **Mein Arbeitsplatz** ist zur Zeit sicher (kein Stellenabbau erwartet).	48	37	10	2
55. Meine derzeitige **Arbeit** könnte ich **bis zum Rentenalter durchhalten.**	11	23	41	22
56. Ich habe schon **daran gedacht** die Stelle zu wechseln.	24	23	22	28
57. Die **Fehlzeiten** in meinem Arbeitsbereich schätze ich als **über-durchschnittlich** hoch ein.	7	18	47	25
58. Die **Fehlzeiten** in meinem Arbeitsbereich schätze ich **unter-durchschnittlich** niedrig ein.	12	28	36	20
59. Im Krankenhaus ist das **Krankheitsrisiko** durch ständige Arbeit mit kranken Menschen **höher** als z.B. in der Industrie.	30	34	25	9
60. Nach Schätzungen in der Literatur liegen über die **Hälfte aller Fehlzeiten** in der „Grauzone" zwischen Krankheit und Gesundheit, also **motivationsbedingt.** Denken Sie, daß das auch für Ihr Krankenhaus gilt?	16	30	42	9
61. Ich kann mir vorstellen, daß **hohe Fehlzeiten** ein Zeichen **schlechter Betriebsorganisation** sind.	29	42	22	5

(bitte umblättern!)

137

Was halten Sie von folgenden Änderungsvorschlägen?

Trifft zu: *Bitte kreuzen (X) Sie bei jeder Aussage an, was am ehesten zutrifft.*	ja	eher ja	eher nein	nein
62. Die **Einführung von Gesundheitszirkeln** fände ich sinnvoll, um regel-mäßig über betriebliche Probleme + Lösungsmöglichkeiten zu diskutieren.	35	42	17	4
63. Ich fände es gut, wenn mich **mein Vorgesetzter nach meiner Rückkehr** (nach Krankheit) bewußt wahrnimmt und sich kurz nach meinem Befinden **erkundigt**.	56	32	9	2
64. An **Ideenwettbewerben** (mit Prämiensystem) für **Verbesserungs-vorschläge** in unserem Krankenhaus würde ich teilnehmen.	33	36	22	8
65. **Mitarbeiter**, die über lange Zeit **nie fehlen**, sollten **mehr Anerkennung bekommen**.	37	25	27	10
66. Die Einführung von „**Anwesenheitsprämien**" für Mitarbeiter, die kaum oder gar nicht gefehlt haben, (Mitarbeiter, die viel fehlen, bekommen weiter ihr normales Grundgehalt; ihnen entsteht durch diese Regelung also keinerlei Nachteil) fände ich gut.	31	20	26	22
67. Für meinen beruflichen Aufstieg würde ich an zusätzlichen **Weiter- und Fortbildungen** (auch an Samstagen) teilnehmen.	42	31	19	7
68. An der täglichen ärztlichen **Routinebesprechung** sollte ein Vertreter aus dem Pflegebereich **teilnehmen**.	50	31	13	4
69. Ich kann mir vorstellen, daß die **Fehlzeiten sinken**, wenn **Betriebsklima** und **Führungsstrukturen verbessert** würden.	49	35	14	1
70. An einem **Rotationssystem**, bei dem man alle 12-24 Monate auf einer anderen Station arbeitet, würde ich teilnehmen.	9	12	28	50

71. Wenn Sie nun an alles denken, was Ihnen für Ihre Arbeit bedeutsam ist (Tätigkeit, Kollegen, Arbeitszeit...), wie **zufrieden** sind Sie dann **insgesamt mit Ihrer Arbeit**?

😊	🙂	🙁	☹️
15	68	15	1

72. Wenn Sie nicht nur an Ihre Berufstätigkeit denken, sondern an Ihre *derzeitige Gesamtsituation* (Wohnung, Gesundheit, Familie...), wie **zufrieden** sind Sie dann **insgesamt mit Ihrem Leben**?

😊	🙂	🙁	☹️
36	51	10	1

73. **Wieviele Fehltage** (z.B. Krankheit, u.a.) hatten Sie ungefähr im leztem Jahr? ....Tage

---

VIELEN DANK FÜR IHRE MITARBEIT!

Wenn Sie weitere Ideen zu obigen Themen haben, so geben Sie diese bitte hier an:

B. Rücklauf

Zielgruppe waren alle erreichbaren Pflegekräfte der fünf teilnehmenden Krankenhäuser (alle im Monat der Datenerhebung „verfügbaren" Pflegekräfte). Dies entsprach 1 281 Mitarbeitern (= ausgeteilte Erhebungsbögen), davon 1 118 examinierte Kräfte und 163 Schüler. Insgesamt wurden 1 071 ausgefüllte Fragebögen abgegeben (davon 51 ungültig).
Von den examinierten Kräften wurden 861 gültige Fragebögen abgegeben, was einem Rücklauf von 77 Prozent entspricht. Von den Schülern wurden 160 gültige Fragebögen abgegeben, was 98 Prozent entspricht.

Krankenhaus	Mitarbeiter auf teilnehmenden Stationen*	Rücklauf in Fragebögen	Rücklauf in Prozent
Olgahospital	548	386	70 %
Kreiskrankenhaus Biberach	274	238	87 %
Rehabil. Krankenhaus Ulm	212	171	81 %
Fachklinik Dietenbronn	45	33	73 %
Bethesda Ulm	39	33	85 %
Gesamt (ohne Schüler)	1.118	861	77 %
Schüler	163	160	98 %
Auswertbare Bögen gesamt	1.281	1.021	80 %

*Aufgrund von Verunsicherung durch den Personalrat im Olgahospital entschlossen sich 3 Stationen, nicht an der Studie teilzunehmen.

Tab. 11: Rücklauf in den einzelnen Krankenhäusern

C. Tabellen zum Kapitel 3.1
„Demographische Variablen"
- ## Alter

FB Nr.	Item	Alter in Jahren	fast immer	häufig	selten / fast nie	n= 100%	p-Wert x^2-Test
13	Gute Arbeitsorganisation	bis 30	**48 %**	48 %	5 %	298	
		31 bis 40	**51 %**	44 %	5 %	269	0,0136
		über 40	**61 %**	37 %	2 %	287	
14	Gute Zusammenarbeit mit Ärzten	bis 30	**10 %**	55 %	**35 %**	296	
		31 bis 40	**14 %**	60 %	**26 %**	270	0,0006
		über 40	**19 %**	60 %	**21 %**	289	
16	Einhaltung der Planung	bis 30	**11 %**	53 %	**36 %**	294	
		31 bis 40	**10 %**	61 %	**29 %**	260	<0,0001
		über 40	**24 %**	53 %	**23 %**	278	
17	Gute Zusammenarbeit der Abteilungen	bis 30	**11%**	56 %	**33 %**	294	<0,0001
		31 bis 40	**12 %**	60 %	**28 %**	261	
		über 40	**25 %**	57 %	**18 %**	275	
21	Zufriedenheit mit Arbeitszeitregelung	bis 30	**27 %**	49 %	24 %	298	
		31 bis 40	**31 %**	42 %	27 %	270	<0,0001
		über 40	**48 %**	36 %	16 %	289	
30	Unterstützung durch Kollegen	bis 30	**55 %**	39 %	**6 %**	297	
		31 bis 40	**36 %**	53 %	**12 %**	269	<0,0001
		über 40	**44 %**	42 %	**14 %**	288	
34	Identifikation mit dem KH	bis 30	**13 %**	45 %	**42 %**	295	
		31 bis 40	**21 %**	46 %	**33 %**	266	0,0003
		über 40	**26 %**	48 %	**26 %**	288	
36	Arbeit körperlich anstrengend	bis 30	**19 %**	44 %	**37 %**	295	
		31 bis 40	**19 %**	46 %	**35 %**	268	0,0051
		über 40	**28 %**	47 %	**25 %**	290	
42	Belastung durch Patientenverhalten	bis 30	**34 %**		**66 %**	295	
		31 bis 40	**23 %**		**77 %**	267	<0,0001
		über 40	**26 %**		**74 %**	284	
49	Eigener Arbeitsein- satz überdurchschn.	bis 30	**7 %**	48 %	**45 %**	288	
		31 bis 40	**9 %**	56 %	**35 %**	250	0,0125
		über 40	**13 %**	54 %	**33 %**	273	
63	Erkundigung nach Rückkehr erwünscht	bis 30	**51 %**	37 %	**12 %**	296	
		31 bis 40	**54 %**	33 %	**14 %**	269	0,0019
		über 40	**66 %**	27 %	**7 %**	286	
65	Mehr Anerkennung für MA ohne Fehl- zeiten erwünscht	bis 30	**30 %**	26 %	**44 %**	298	
		31 bis 40	**37 %**	26 %	**36 %**	269	0,0083
		über 40	**44 %**	24 %	**32 %**	285	

Tab. 12: Relevante Zusammenhänge von Alter und Einzelitems

Arbeit bis Rente	bis 30 Jahre	31 bis 40 Jahre	über 40 Jahre	n
ja	5 %	10 %	20 %	96
eher ja	19 %	23 %	30 %	198
eher nein	44 %	46 %	37 %	352
nein	32 %	22 %	13 %	185
n (100 %)	291 (100%)	262 (100%)	278 (100%)	831

Tab. 13: Alter und momentan vorstellbare Arbeitsdauer „Arbeit bis Rentenalter durchhalten" (F55) p < 0,0001

Alter →		bis 30 Jahre	31 bis 40 J.	über 40 J.	n
Arbeits-zufrieden-heit (F71)	sehr zufrieden	15 %	9 %	19 %	126
	zufrieden	67 %	72 %	68 %	585
	unzufrieden	18 %	19 %	13 %	140
Lebens-zufrieden-heit (F72)	sehr zufrieden	41 %	27 %	40 %	309
	zufrieden	47 %	60 %	48 %	438
	unzufrieden	12 %	13 %	11 %	102
n (100 %)		~ 296	~ 266	~ 287	

Tab. 14: Alter und Gesamtzufriedenheit

Alter	bis 30 J.	bis 40 J.	über 40 J.
Keine Fehltage	17 %	27 %	35 %
1-4 Tage	27 %	28 %	21 %
5-9 Tage	22 %	22 %	19 %
> 10 Tage	34 %	23 %	25 %
Σ (n)	100 % (n=290)	100 % (n=260)	100 % (n=277)

Tab. 15: Zusammenhang von Alter und Fehlzeiten (p = 0,0001)

Alter	> / = 11 Tage	> / = 21 Tage	> / = 42 Tage
bis 30 J.	38 %	27 %	10 %
31 - 40 J.	23 %	21 %	24 %
41 - 50 J.	23 %	35 %	43 %
über 50 J.	16 %	17 %	24 %
Σ (n=220)	100 % (n=147)	100 % (n=52)	100 % (n=21)

Tab. 16: Aufschlüsselung von „hohen" Fehlzeiten unter Altersaspekten

Dabei wird deutlich, dass sich mit steigenden Fehlzeiten der Anteil der bis 30-Jährigen verringert und der der über 40-Jährigen erhöht. Zu beachten ist, dass hohe Fehlzeiten von über 21 Tagen sehr selten vorkommen (n = 73, entspricht acht Prozent).

• Geschlecht

FB Nr.	Item	Geschl.	fast immer	häufig	selten / fast nie	n= 100%	p-Wert x²-Test
14	Zusammenarbeit mit Ärzten gut	männl.	19 %	65 %	15 %	104	0,0134
		weibl.	14 %	57 %	29 %	751	
18	Arbeitsinhalte interessant	männl.	41%	50 %	10 %	103	0,0783
		weibl.	53 %	39 %	8 %	745	
20	Zufriedenheit mit berufl. Ansehen	männl.	21 %	42 %	37 %	103	0,0004
		weibl.	35 %	45 %	21 %	741	
21	Arbeitszeitregelung	männl.	24 %	40 %	36 %	104	0,0008
		weibl.	37 %	43 %	20 %	754	
25	Einkommen angemessen	männl.	21 %	35 %	44 %	102	0,0621
		weibl.	30 %	36 %	34 %	735	
37	Zweifel an Sinn	männl.	16 %		51 % | 34 %	103	0,0543
		weibl.	10 %		45 % | 45 %	744	
42	Belastung durch Patientenverhalt.	männl.	16 %	62 %	22 %	103	0,0074
		weibl.	29 %	55 %	15 %	744	
44	Belastung durch Schwerkranke	männl.	28 %		72 %	103	0,0001
		weibl.	55 %		45 %	742	
53	Berufsentscheidung noch mal	männl.	27 %	34 %	39 %	104	0,0061
		weibl.	45 %	25 %	30 %	734	
60	50 % der Fehlzeiten motivationsbedingt	männl.	24 %	41 %	35 %	104	0,0004
		weibl.	15 %	30 %	55 %	730	
61	Hohe Fehlzeiten Zeichen schlechter Orga.	männl.	41 %	38 %	20 %	104	0,0132
		weibl.	28 %	44 %	28 %	737	

Tab. 17: Relevante Zusammenhänge von Geschlecht und Einzelitem

Zusammenhänge:
Fehlzeiten und Einzelitems bei Frauen und Männern

	Frauen		Männer	
Alter	bis 30 J.	über 40 J.	bis 30 J.	über 40 J.
Keine Fehltage	13 %	29 %	24 %	28 %
1-9 Tage	50 %	39 %	59 %	24 %
> 10 Tage	37 %	32 %	17 %	48 %
n (=100 %)	n=238	n=120	n=21	n=25

Tab. 18: Zusammenhang zwischen Alter und Fehlzeiten: Vergleich Männer zu Frauen

142

Familienstand	Frauen		Männer	
	Kinder ja	Kinder nein	Kinder ja	Kinder nein
Keine Fehltage	26 %	18 %	18 %	30 %
1-9 Tage	38 %	51 %	47 %	40 %
> 10 Tage	36 %	31 %	35 %	30 %
n (=100 %)	n=88	n=359	n=51	n=37

Tab. 19: Zusammenhang zwischen Kinder/Angehörige zu versorgen und Fehlzeiten: Vergleich Männer zu Frauen

Vorgesetzter →	fast immer	häufig	selten / fast nie
Keine Fehltage	33 % /(F: 24 %)	19 % /(F: 15 %)	20 % /(F: 20 %)
1-9 Tage	48 % /(F: 41 %)	47 % /(F: 50 %)	40 % /(F: 41 %)
> 10 Tage	19 % /(F: 35 %)	34 % /(F: 35 %)	40 % /(F: 29 %)
Σ (n)	100 % (n=21)	100 % (n=32)	100 % (n=35)

Tab. 20: Zusammenhang zwischen „Unterstützung durch Vorgesetzte" (F28) und Fehltagen bei Männern (in Klammern: Bezug bei Frauen)

Arbeitszufriedenheit	Männer (eher) unzufrieden	Frauen (eher) unzufrieden
Keine Fehltage	19 %	23 %
1-4 Tage	19 %	18 %
5-9 Tage	14 %	24 %
> 10 Fehltage	48 %	35 %
n (100%)	21	83

Tab. 21: Bezug zwischen Arbeitsunzufriedenheit (F71) und Häufigkeit von Fehlzeiten: Vergleich Männer zu Frauen

Lebensszufriedenheit	Männer (eher) unzufrieden	Frauen (eher) unzufrieden
Keine Fehltage	8 %	20 %
1-4 Tage	8 %	23 %
5-9 Tage	23 %	14 %
> 10 Fehltage	62 %	43 %
n (100%)	13	56

Tab. 22: Bezug zwischen Lebensunzufriedenheit (F72) und Häufigkeit von Fehlzeiten: Vergleich Männer zu Frauen

• Zivilstand

FB Nr.	Item	Zivil-stand	fast immer	häufig	selten / fast nie	n= 100%	p-Wert x^2-Test
15	Gute Arbeits-bedingungen	zusammen	21 %	56 %	**23 %**	519	0,0002
		allein	16 %	48 %	**37 %**	318	
21	Zufr. mit Arbeits-zeitregelung	zusammen	**38%**	42 %	20 %	526	0,0292
		allein	**30 %**	44 %	26 %	323	
22	Rechtzeitige Information	zusammen	24 %	44 %	**32 %**	521	0,0310
		allein	19 %	41 %	**40 %**	317	
34	Identifikation mit Krankenhaus	zusammen	**23 %**	45 %	**32 %**	520	0,0087
		allein	**14 %**	48 %	**38 %**	320	
72	Lebens-zufriedenheit	zusammen	**45 %**	47 %	8 %	521	<0,0001
		allein	**23 %**	60 %	18 %	319	

Tab. 23: Relevante Zusammenhänge von Zivilstand und Aspekten der Arbeitszufriedenheit

• Familiensituation:
Kinder und/oder Angehörige zu versorgen

FB Nr.	Item	Familienst and	fast immer	häufig	selten / fast nie	n= 100%	p-Wert x²-Test
14	Gute Zusammenarbeit mit Ärzten	Kinder	20 %	57 %	23 %	357	0,0003
		keine Ki.	11 %	59 %	30 %	481	
15	Gute Arbeitsbedingungen	Kinder	24 %	55 %	21 %	354	<0,0001
		keine Ki.	15 %	51 %	34 %	475	
16	Einhaltung der Planung	Kinder	19 %	58 %	23 %	346	0,0001
		keine Ki.	12 %	54 %	35 %	469	
17	Zusammenarbeit der Abteilungen	Kinder	20 %	58 %	22 %	339	0,0009
		keine Ki.	12 %	58 %	30 %	474	
21	Zufr. mit **Arbeitszeitregelung**	Kinder	44 %	39 %	18 %	358	<0,0001
		keine Ki.	29 %	46 %	25 %	482	
27	Gefühl gebraucht zu werden	Kinder	52 %	38 %	10 %	349	0,0149
		keine Ki.	42 %	44 %	14 %	473	
34	**Identifikation mit Krankenhaus**	Kinder	28 %	42 %	30 %	353	<0,0001
		keine Ki.	13 %	50 %	37 %	479	
40	Arbeit wird störend unterbrochen	Kinder	37 %	48 %	15 %	358	0,0020
		keine Ki.	44 %	48 %	8 %	482	
42	Belastung durch Patientenverhalten	Kinder	23 %	58 %	19 %	351	0,0092
		keine Ki.	32 %	55 %	13 %	478	
48	Überstunden notwendig	Kinder	46 %		54 %	351	0,0232
		keine Ki.	54 %		46 %	474	

Tab. 24: Relevante Zusammenhänge v. Familiensituation und Einzelitems

Arbeit bis Rente (p<0,0001)	Kinder zu versorgen	*Keine* Kinder zu versorgen	n
ja / eher ja	44 %	29 %	289
eher nein	38 %	45 %	343
nein	18 %	26 %	183
n (100 %)	344 (100%)	471 (100%)	815

Tab. 25: Familiensituation und „Arbeit bis Rentenalter durchhalten" (F55)

Fehlzeiten (p=0,0071)	Kinder ja	Kinder nein
Keine Fehltage	32 %	22 %
1-4 Tage	25 %	26 %
5-9 Tage	19 %	23 %
> 10 Tage	24 %	29 %
Σ (n)	100 % (n=341)	100 % (n=470)

Tab. 26: Zusammenhang von Versorgung Kinder/Angehörige und Fehlzeiten

• Berufsgruppe

FB Nr.	Item	Berufs- gruppe	fast immer	häufig	selten / fast nie	n= 100%	p-Wert x²-Test
16	Einhaltung der Planung	Krankenpf.	18 %	60 %	23 %	472	
		Kinderkr.pf.	13 %	50 %	38 %	335	<0,0001
		Hebamme	4 %	54 %	42 %	26	
17	Gute Zusammen- arbeit der Abteilungen	Krankenpf.	20 %	61 %	19 %	469	
		Kinderkr.pf.	10 %	54 %	36 %	336	<0,0001
		Hebamme	8 %	50 %	42 %	26	
18	Arbeitsinhalte interessant	Krankenpf.	47 %	42 %	11 %	483	
		Kinderkr.pf.	57 %	38 %	5 %	339	0,0134
		Hebamme	50 %	42 %	8 %	26	
19	Umsetzung Verbesserungs- vorschläge	Krankenpf.	15 %	44 %	41 %	483	
		Kinderkr.pf.	12 %	45 %	43 %	339	0,0049
		Hebamme	0 %	27 %	73 %	26	
22	Rechtzeitige Information	Krankenpf.	26 %	44 %	30 %	483	
		Kinderkr.pf.	19 %	41 %	40 %	339	0,0057
		Hebamme	19 %	27 %	54 %	26	
24	Aufstiegs- möglichkeiten	Krankenpf.	9 %	36 %	55 %	462	
		Kinderkr.pf.	4 %	27 %	68 %	325	<0,0001
		Hebamme	0 %	13 %	87 %	23	
27	Gefühl gebraucht zu werden	Krankenpf.	52 %	38 %	10 %	477	
		Kinderkr.pf.	40 %	48 %	12 %	336	<0,0001
		Hebamme	23 %	38 %	39 %	26	
32	Stationsklima gut	Krankenpf.	40 %	49 %	11 %	486	
		Kinderkr.pf.	39 %	47 %	15 %	342	0,0806
		Hebamme	23 %	50 %	27 %	26	
34	Identifikation mit KH	Krankenpf.	25 %	47 %	27 %	484	
		Kinderkr.pf.	13 %	46 %	41 %	340	<0,0001
		Hebamme	8 %	31 %	62 %	26	
36	Arbeit körperlich anstrengend	Krankenpf.	31 %	47 %	23 %	486	
		Kinderkr.pf.	10 %	43 %	47 %	342	<0,0001
		Hebamme	23 %	54 %	23%	26	
37	Zweifel am Sinn der eigenen Arbeit	Krankenpf.	14 %	48 %	38 %	482	
		Kinderkr.pf.	6 %	42 %	52 %	340	0,0002
		Hebamme	16 %	44 %	40 %	25	
44	Belastung durch Schwerkranke	Krankenpf.	39 %		61 %	482	
		Kinderkr.pf.	67 %		33 %	338	<0,0001
		Hebamme	68 %		32 %	25	
50	Mobbing- Probleme	Krankenpf.	10 %		90 %	470	<0,0001
		Kinderkr.pf.	17 %		83 %	338	

Tab. 27: Relevante Zusammenhänge von Berufsgruppe und Einzelitems

FB Nr.	Item	Berufs-gruppe	Fast immer	häufig	Selten / fast nie	n= 100%	p-Wert x²-Test
55	Arbeit bis zum Rentenalter	Hebamme	46 %		54 %	26	
		Krankenpf.	35 %		65 %	471	
		Kinderkr.pf.	35 %		65 %	335	0,4884
56	Gedanke an Stellenwechsel	Hebamme	50 %		50 %	26	
		Krankenpf.	24 %	25 %	51 %	468	
		Kinderkr.pf.	26 %	22 %	52 %	335	0,0133
63	Erkundigung nach Rückkehr erwünscht	Hebamme	46 %	12 %	42 %	26	
		Krankenpf.	54 %	33 %	13 %	484	
		Kinderkr.pf.	62 %	31 %	7 %	342	0,0032
64	Teilnahme an Ideenwettbewerben	Hebamme	35 %	42 %	23 %	26	
		Krankenpf.	39 %	36 %	25 %	485	
		Kinderkr.pf.	25 %	38 %	37 %	340	<0,0001
		Hebamme	19 %	23 %	58 %	26	

Tab. 27: Relevante Zusammenhänge von Berufsgruppe und Einzelitems (Fortsetzung)

Arbeits-zufriedenheit ↓	Kranken-pfleger	Kinder-krankenpfleger	Hebammen	n
sehr zufrieden	13 %	17 %	4 %	126
zufrieden	71 %	66 %	69 %	586
unzufrieden	16 %	17 %	27 %	140
n (p=0,1450)	482 (100 %)	344 (100 %)	26 (100 %)	852

Tab. 28: Zusammenhang von Berufsgruppe und Gesamt-Arbeitszufriedenheit (F71)

Fehlzeiten	Krankenschwestern	Kinderkrankenschw.	Hebammen
Keine Fehltage	25 %	27 %	29 %
1-4 Tage	24 %	27 %	29 %
5-9 Tage	21 %	21 %	25 %
> 10 Tage	30 %	25 %	17 %
Σ (n)	100 % (n=475)	100 % (n=329)	100 % (n=24)

Tab. 29: Zusammenhang von Berufsgruppe und Fehlzeiten (p = 0,6609)

• Berufserfahrung in Jahren

FB Nr.	Item	Berufs-erfahrung	fast immer	häufig	selten / fast nie	n= 100%	p-Wert x²-Test
14	Gute Zusammen-arbeit mit Ärzten	bis 5 Jahre	10 %	61 %	29 %	220	0,0015
		über 20 Jahre	21 %	55 %	24 %	193	
16	Einhaltung der Planung	bis 5 Jahre	12 %	55 %	33 %	216	0,0018
		über 20 Jahre	22 %	48 %	30 %	186	
17	Zusammenarbeit der Abteilungen	bis 5 Jahre	11 %	61 %	29 %	217	0,0002
		über 20 Jahre	22 %	56 %	21 %	183	
21	Zufrieden mit Arbeitszeitregelung	bis 5 Jahre	25 %	51 %	24 %	221	0,0010
		über 20 Jahre	45 %	39 %	16 %	194	
34	Identifikation mit dem KH	bis 5 Jahre	16 %	48 %	36 %	218	0,0079
		über 20 Jahre	25 %	48 %	27 %	192	
53	Berufsentscheidung nochmals	bis 5 Jahre	47 %	35 %	18 %	215	<0,0001
		über 20 J.	50 %	14 %	37 %	192	
55	Arbeit bis Rente durchhalten	bis 5 Jahre	7 %	23 %	70 %	214	<0,0001
		über 20 J.	23 %	26 %	52 %	191	

Tab. 30: Relevante und signifikante Zusammenhänge ($p < 0,01$) von Berufs-erfahrung und Einzelitems

Arbeits-zufriedenheit ↓	bis 5 Jahre	über 5 bis 10 Jahre	über 10 bis 20 Jahre	über 20 Jahre	n
sehr zufrieden	18 %	7 %	12 %	21 %	122
zufrieden	68 %	69 %	74 %	62 %	576
unzufrieden	14 %	24 %	14 %	17 %	140
n	220 (100 %)	176 (100 %)	251 (100 %)	191 (100 %)	838

Tab. 31: Zusammenhang von Berufserfahrung und Gesamt-Arbeitszufrie-denheit (F71), $p = 0,0003$

148

• Umfang der Beschäftigung (Voll-/Teilzeit)

FB Nr.	Item	Voll-/ Teilzeit	fast immer	häufig	selten / fast nie	n= 100%	p-Wert x^2-Test
16	Einhaltung der Planung	Teilzeit	20 %	59 %	21 %	282	0,0003
		Vollzeit	13 %	53 %	34 %	550	
17	Zusammenarbeit der Abteilungen	Teilzeit	19 %	61 %	20 %	279	0,0038
		Vollzeit	14 %	56 %	30 %	551	
21	Zufrieden mit Arbeitszeitregel.	Teilzeit	51 %	37 %	12 %	294	>0,0001
		Vollzeit	27 %	46 %	27 %	563	
25	Zufrieden mit Einkommen	Teilzeit	35 %		65 %	286	0,0128
		Vollzeit	26 %		74 %	550	
35	Belastung durch unklare Anweisung	Teilzeit	17 %	62 %	22 %	289	<0,0001
		Vollzeit	30 %	53 %	17 %	556	
40	Arbeit störend unterbrochen	Teilzeit	31 %	54 %	14 %	294	0,0001
		Vollzeit	46 %	45 %	9 %	563	
48	Überstunden notwendig	Vollzeit	42 %		58 %	288	0,0001
		Teilzeit	56 %		44 %	553	

Tab. 32: Relevante und signifikante Zusammenhänge ($p < 0{,}02$) von Umfang der Beschäftigung und Arbeitsorganisation und Belastung

Arbeits- zufriedenheit ↓	Teilzeit	Vollzeit	n
sehr zufrieden	15 %	15 %	126
zufrieden	74 %	66 %	585
unzufrieden	11 %	19 %	140
n	292 (100 %)	559 (100 %)	851

Tab. 33: Zusammenhang von Arbeitsumfang und Gesamt-Arbeitszufriedenheit (F71), $p = 0{,}0115$

D. Tabellen zum Kapitel 3.2
„Arbeitsorganisation"

FB Nr.	Item	Antwort Einzelitems	Arbeitszufriedenheit (F71)			n= 100%	p-Wert x²-Test
			sehr zufrieden	zufrieden	nicht zufrieden		
14	Gute Zusammenarbeit mit Ärzten	fast immer	24 %	65 %	11 %	123	
		häufig	17 %	72 %	11 %	497	<0,0001
		selten/ fast nie	6 %	62 %	32 %	231	
18	Arbeitsinhalte interessant	fast immer	21 %	67 %	11 %	429	
		häufig	8 %	72 %	20 %	343	<0,0001
		selten/ fast nie	4 %	66 %	30 %	71	
20	Zufriedenheit mit beruflichem Ansehen	fast immer	28 %	66 %	6 %	277	
		häufig	9 %	75 %	15 %	371	<0,0001
		selten/ fast nie	6 %	60 %	34 %	191	
21	Zufriedenheit mit Arbeitszeitregelung	fast immer	25 %	67 %	8 %	300	
		häufig	11 %	76 %	13 %	365	<0,0001
		selten/ fast nie	5 %	58 %	37 %	188	
22	Rechtzeitige Information	fast immer	29 %	64 %	7 %	193	
		häufig	14 %	74 %	12 %	358	<0,0001
		selten/ fast nie	7 %	65 %	28 %	292	
27	Gefühl gebraucht zu werden	fast immer	24 %	67 %	8 %	387	
		häufig	8 %	77 %	15 %	348	<0,0001
		selten/ fast nie	1 %	43 %	56 %	99	
	n		≅ 127	≅ 586	≅ 141	≅854	

Tab. 34: Ausgewählte Zusammenhänge von Arbeitsorganisation und Arbeitszufriedenheit

Zufr. Arbeitszeitregelung →	fast immer	häufig	selten/fast nie
Keine Fehltage	32 %	25 %	19 %
1-4 Tage	25 %	27 %	22 %
5-9 Tage	20 %	23 %	20 %
> 10 Tage	23 %	25 %	39 %
Σ (n)	100 % (n=293)	100 % (n=352)	100 % (n=184)

Tab. 35: Zusammenhang von „Zufriedenheit mit Arbeitszeitregelung" (F21) und Fehlzeiten (p= 0,0021)

Überforderung →	fast immer / häufig	selten	fast nie
Keine Fehltage	18 %	26 %	30 %
1-4 Tage	31 %	25 %	22 %
5-9 Tage	13 %	24 %	21 %
> 10 Tage	38 %	25 %	27 %
Σ (n)	100 % (n=120)	100 % (n=439)	100 % (n=263)

Tab. 36: Zusammenhang von „Überforderung durch zu viel Verantwortung" (F23) und Fehlzeiten (p = 0,0076)

Zufr. Einkommen →	fast immer / häufig	selten	fast nie
Keine Fehltage	32 %	24 %	23 %
1-4 Tage	28 %	27 %	21 %
5-9 Tage	20 %	23 %	21 %
> 10 Tage	20 %	26 %	35 %
Σ (n)	100 % (n=233)	100 % (n=294)	100 % (n=282)

Tab. 37: Zusammenhang von „Zufriedenheit mit Einkommen" (F25) und Fehltagen, (p = 0,0092)

Gefühl gebraucht →	fast immer	häufig	selten/fast nie
Keine Fehltage	28 %	26 %	17 %
1-4 Tage	23 %	28 %	26 %
5-9 Tage	24 %	17 %	25 %
> 10 Tage	25 %	29 %	32 %
Σ (n)	100 % (n=372)	100 % (n=341)	100 % (n=97)

Tab. 38: Zusammenhang von „Gefühl gebraucht zu werden" (F27) und Fehltagen, (p = 0,0736)

E. Tabellen zum Kapitel 3.3
„Führung und Zusammenarbeit"

FB Nr.	Item	Antwort Einzelitems	Arbeitszufriedenheit (F71)			n= 100%	p-Wert x²-Test
			sehr zufrieden	zufrieden	nicht zufrieden		
29	Verhalten des Vorgesetzten fair	fast immer	28 %	63 %	9 %	320	
		häufig	9 %	78 %	13 %	390	<0,0001
		selten/ fast nie	2 %	54 %	44 %	133	
30	Unterstützung durch Kollegen	fast immer	23 %	69 %	8 %	384	
		häufig	9 %	73 %	18 %	377	<0,0001
		selten/ fast nie	5 %	48 %	47 %	89	
32	Stationsklima gut	fast immer	25 %	68 %	7 %	331	
		häufig	10 %	76 %	14 %	410	<0,0001
		selten/ fast nie	2 %	43 %	55 %	108	
34	Identifikation mit Krankenhaus	fast immer	37 %	60 %	3 %	167	
		häufig	13 %	76 %	11 %	391	<0,0001
		selten/ fast nie	5 %	63 %	32 %	288	
	n (Anzahl der Probanden)		≅ 127	≅ 586	≅ 141	**≅854**	

Tab. 39: Ausgewählte Zusammenhänge von Arbeitszufriedenheit und Führung

Identifikation mit KH. →	fast immer	häufig	selten	fast nie
Keine Fehltage	31 %	24 %	24 %	27 %
1-4 Tage	23 %	26 %	29 %	17 %
5-9 Tage	25 %	21 %	19 %	20 %
> 10 Tage	21 %	29 %	27 %	37 %
Σ (n)	100 % (n=163)	100 % (n=382)	100 % (n=218)	100 % (n=60)

Tab. 40: Zusammenhang von „Identifikation mit Krankenhaus" (F34) und Fehlzeiten (p = 0,0106)

F. Tabellen zu den Kapiteln 3.4
„Belastungssituation" und 3.5 „Fluktuation"

FB Nr.	Item	Antwort Einzelitems	Arbeitszufriedenheit (F71) sehr zufrieden	zufrieden	nicht zufrieden	n= 100%	p-Wert x^2-Test
35	Unklare Anweisungen	immer /häufig	7 %	62 %	31 %	214	<0,0001
		selten	14 %	74 %	12 %	471	
		fast nie	30 %	60 %	10 %	156	
36	Arbeit körperlich anstrengend	fast immer	9 %	62 %	29 %	189	<0,0001
		häufig	12 %	74 %	15 %	385	
		selten/ fast nie	23 %	66 %	11 %	275	
41	Belastung durch schnelle Entscheidung	fast immer	6 %	58 %	36 %	95	<0,0001
		häufig	7 %	72 %	21 %	289	
		selten	17 %	73 %	10 %	371	
		fast nie	37 %	54 %	9 %	95	
45	Starker Zeit- und Leistungsdruck	fast immer	10 %	50 %	40 %	169	<0,0001
		häufig	11 %	77 %	12 %	462	
		selten/ fast nie	27 %	65 %	8 %	26	
50	Mobbing-Probleme	fast immer	5 %	57 %	38 %	117	<0,0001
		häufig	14 %	70 %	16 %	309	
		selten/ fast nie	19 %	71 %	10 %	404	
52	Gespräch über berufsbedingte gesundh. Probleme	ja	24 %	67 %	9 %	182	<0,0001
		eher ja	16 %	74 %	10 %	401	
		eher nein/nein	6 %	62 %	32 %	249	
	n		≅ 127	≅ 586	≅ 141	≅854	

Tab. 41: Ausgewählte Zusammenhänge von Arbeitszufriedenheit und Belastung

FB Nr.	Item	Antwort Einzelitems	Arbeitszufriedenheit (F71) sehr zufrieden	zufrieden	nicht zufrieden	n= 100%	p-Wert x^2-Test
55	Arbeit bis zum Rentenalter durchhalten	Ja	37 %	60 %	3 %	96	<0,0001
		Eher ja	17 %	77 %	6 %	196	
		Eher nein	12 %	72 %	16 %	349	
		nein	7 %	59 %	34 %	186	
56	Gedanke an Stellenwechsel	Ja	4 %	54 %	41 %	208	<0,0001
		Eher ja	6 %	77 %	17 %	193	
		Eher nein	13 %	81 %	6 %	188	
		nein	32 %	64 %	3 %	235	
	n		≅ 127	≅ 586	≅ 141	≅854	

Tab. 42: Ausgewählte Zusammenhänge von Arbeitszufriedenheit und Fluktuation

Belastung durch schnelle Entscheid. →	fast immer	häufig	selten	fast nie
Keine Fehltage	**18 %**	28 %	24 %	**34 %**
1-4 Tage	25 %	28 %	23 %	26 %
5-9 Tage	20 %	19 %	23 %	21 %
> 10 Tage	**37 %**	25 %	29 %	**19 %**
Σ (n)	100 % (n=93)	100 % (n=283)	100 % (n=360)	100 % (n=90)

Tab. 43: Zusammenhang von „Belastung durch schnelle Entscheidungen" (F41) und Fehlzeiten (p = 0,1180)

Zeit- /Leistungsdruck →	fast immer	häufig	selten/fast nie
Keine Fehltage	**22 %**	25 %	**31 %**
1-4 Tage	17 %	27 %	28 %
5-9 Tage	17 %	23 %	22 %
> 10 Tage	**44 %**	25 %	**20 %**
Σ (n)	100 % (n=166)	100 % (n=453)	100 % (n=210)

Tab. 44: Zusammenhang von Zeit- und Leistungsdruck (F45) und Fehltagen

Belastende Konsequenzen →	eher Ja / Ja	eher Nein	Nein
Keine Fehltage	**24 %**	25 %	**30 %**
1-4 Tage	18 %	28 %	25 %
5-9 Tage	19 %	22 %	21 %
> 10 Tage	**39 %**	26 %	**24 %**
Σ (n)	100 % (n=156)	100 % (n=315)	100 % (n=338)

Tab. 45: Zusammenhang von „belastenden Konsequenzen bei Rückkehr an den Arbeitsplatz" (F51) und Fehlzeiten (p = 0,009)

Berufsentscheidung noch mal →	Ja	eher Ja	eher Nein	Nein
Keine Fehltage	**30 %**	26 %	22 %	**22 %**
1-4 Tage	25 %	25 %	28 %	21 %
5-9 Tage	21 %	23 %	17 %	22 %
> 10 Tage	**24 %**	26 %	33 %	**35 %**
Σ (n)	100 % (n=343)	100 % (n=214)	100 % (n=143)	100 % (n=109)

Tab. 46: Zusammenhang von „Berufsentscheidung nochmals" (F53) und Fehlzeiten (p = 0,02498)

G. Tabellen zum Kapitel 3.7 „Stationsgrößen-vergleich"

FB Nr	Item	Antwort Einzelitems	Kleine Stationen	Mittlere Stationen	Große Stationen	n	p-Wert x²-Test
17	Zusammenarbeit zwischen Abteilungen	fast immer	23 %	14 %	13 %	127	
		häufig	56 %	60 %	56 %	471	0,0127
		selten/fast nie	21 %	26 %	32 %	212	
18	Arbeitsinhalte interessant und abwechslungsreich	fast immer	47 %	49 %	57 %	420	
		häufig	40 %	42 %	38 %	336	0,0376
		selten/fast nie	13 %	9 %	5 %	71	
30	Unterstützung durch Kollegen	fast immer	39 %	54 %	29 %	420	
		häufig	50 %	39 %	53 %	336	<0,0001
		selten/fast nie	11 %	7 %	18 %	71	
31	Gut integriert	fast immer	50 %	58 %	43 %	420	
		häufig	45 %	38 %	43 %	336	<0,0001
		selten/fast nie	5 %	4 %	14 %	71	
32	Stationsklima gut	fast immer	38 %	46 %	20 %	420	
		häufig	52 %	46 %	53 %	336	<0,0001
		selten/fast nie	10 %	8 %	27 %	71	
46	Fehlzeiten bedeuten Mehrarbeit	fast immer	51 %	30 %	22 %	267	
		häufig	34 %	45 %	51 %	361	<0,001
		selten/fast nie	15 %	25 %	27 %	194	
50	Mobbing-Problemen	fast immer	13 %	8 %	30 %	115	
		häufig	43 %	33 %	44 %	307	<0,0001
		selten/fast nie	44 %	59 %	26 %	391	
55	Arbeit bis Rente durchhalten	fast immer	45 %	44 %	29 %	286	
		häufig	37 %	44 %	44 %	344	0,1230
		selten/fast nie	18 %	22 %	26 %	182	
58	Fehlzeiten unterdurch-schnittlich	fast immer	47 %	45 %	27 %	329	
		häufig	34 %	35 %	47 %	303	<0,0001
		selten/fast nie	19 %	20 %	26 %	172	
60	50 % der Fehl-zeiten moti-vationsbedingt	fast immer	61 %	41 %	53 %	390	
		häufig	33 %	47 %	42 %	350	<0,0001
		selten/fast nie	6 %	13 %	5 %	73	
68	Teilnahme an Routine-besprechung	fast immer	51 %	46 %	63 %	419	
		häufig	30 %	34 %	26 %	259	<0,0001
		selten/fast nie	19 %	20 %	11 %	144	
	Σ (n) = 100 %		n=169	n=462	n=196	827	

Tab. 47: Zusammenhang von Einzelitems und Stationsgröße

H. Tabellen zum Kapitel 3.8
„Die Situation der Pflegeschüler"

- ## Tabellen zum Bereich Arbeitsorganisation bei Schülern

FB Nr.	Item	Stand der Ausbildung	fast immer	häufig	selten / fast nie	n= 100%	p-Wert x²-Test
13	Gute Arbeitsorganisation	Schüler	31 %	60 %	9 %	159	0,0013
		Exa. ≤ 3 J	51 %	41 %	7 %	142	
19	Umsetzung Verbesserungsvorschläge	Schüler	4 %	21 %	75 %	159	<0,0001
		Exa. ≤ 3 J	11 %	48 %	41 %	141	
20	**Zufriedenheit mit berufl. Ansehen**	Schüler	19 %	39 %	42 %	156	<0,0001
		Exa. ≤ 3 J	37 %	42 %	20 %	142	
23	Überforderung	Schüler	10 %	45 %	45 %	159	<0,0001
		Exa. ≤ 3 J	13 %	59 %	28 %	142	
26	Ausreichend Einflussmöglichkeiten	Schüler	8 %	53 %	39 %	156	<0,0001
		Exa. ≤ 3 J	35 %	51 %	15 %	142	
27	Gefühl gebraucht zu werden	Schüler	28 %	56 %	16 %	158	0,0004
		Exa. ≤ 3 J	50 %	39 %	12 %	140	

Tab. 48: Relevante Unterschiede bei Aspekten der Arbeitsorganisation: Vergleich Schüler–Examinierte (≤ 3 J. Berufserfahrung)

FB Nr.	Item	Antwort Einzelitems	Arbeitszufriedenheit (F71)			n= 100%
			sehr zufrieden	zufrieden	nicht zufrieden	
15	Arbeitsbedingungen gut	fast immer	29 %	54 %	17 %	24
		häufig	12 %	82 %	6 %	95
		selten/ fast nie	5 %	74 %	21 %	39
20	Zufriedenheit mit beruflichem Ansehen	fast immer	31 %	66 %	3 %	29
		häufig	7 %	85 %	8 %	60
		selten/ fast nie	9 %	74 %	17 %	66
21	Zufriedenheit mit Arbeitszeitregelung	fast immer	25 %	67 %	7 %	27
		häufig	14 %	80 %	6 %	81
		selten/ fast nie	4 %	74 %	22 %	50
23	Zu viel Verantwortung, überfordert	immer /häufig	0 %	63 %	38 %	16
		selten	8 %	77 %	14 %	71
		fast nie	20 %	77 %	3 %	71
26	**Ausreichend Einflussmöglichkeiten**	fast immer	38 %	54 %	8 %	13
		häufig	12 %	79 %	9 %	82
		selten/ fast nie	8 %	77 %	15 %	60
	n		≅ 20	≅ 120	≅ 18	≅158

Tab. 49: Ausgewählte Zusammenhänge von Organisation und Arbeitszufriedenheit bei Schülern

Zusammenarb. Ärzte →	fast immer	häufig	selten / fast nie
Keine Fehltage	15 %	6 %	6 %
1-4 Tage	31 %	17 %	14 %
5-9 Tage	31 %	43 %	32 %
> 10 Tage	23 %	34 %	48 %
Σ (n)	100 % (n=13)	100 % (n=80)	100 % (n=56)

Tab. 50: Zusammenhang von Zufriedenheit mit Zusammenarbeit mit den Ärzten (F14) und Fehltagen bei Schülern

Berufl. Ansehen →	fast immer	häufig	selten / fast nie
Keine Fehltage	11 %	10 %	2 %
1-4 Tage	7 %	25 %	16 %
5-9 Tage	52 %	32 %	38 %
>10 Tage	30 %	33 %	44 %
Σ (n)	100 % (n=27)	100 % (n=57)	100 % (n=63)

Tab. 51: Zusammenhang von Zufriedenheit mit dem beruflichen Ansehen (F20) und Fehltagen bei Schülern

Zufr. Arbeitszeitregelung →	fast immer	häufig	selten/fast nie
Keine Fehltage	19 %	4 %	4 %
1-4 Tage	19 %	19 %	14 %
5-9 Tage	35 %	47 %	27 %
>10 Tage	27 %	31 %	55 %
Σ (n)	100 % (n=26)	100 % (n=75)	100 % (n=49)

Tab. 52: Zusammenhang von „Zufriedenheit mit Arbeitszeitregelung" (F21) und Fehlzeiten bei Schülern

Überfordert →	fast immer / häufig	selten	fast nie
Keine Fehltage	0 %	7 %	7 %
1-4 Tage	19 %	12 %	22 %
5-9 Tage	6 %	42 %	42 %
>10 Tage	75 %	39 %	28 %
Σ (n)	100 % (n=16)	100 % (n=67)	100 % (n=67)

Tab. 53: Zusammenhang von Überforderung (F23) und Fehltagen bei Schülern

• Tabellen zum Bereich Führung und Zusammenarbeit

FB Nr.	Item	Stand der Ausbildung	fast immer	häufig	selten / fast nie	n= 100%	p-Wert x²-Test
28	Unterstützung durch Vorgesetzte	Schüler	9 %	52 %	39 %	159	<0,0001
		Exa. ≤ 3 J	32 %	40 %	28 %	141	
29	Verhalten des Vorgesetzten fair	Schüler	14 %	66 %	20 %	158	<0,0001
		Exa. ≤ 3 J	43 %	40 %	17 %	139	
30	Unterstützung durch Kollegen	Schüler	25 %	61 %	15 %	158	<0,0001
		Exa. ≤ 3 J	60 %	34 %	6 %	142	
31	Auf Station gut integriert	Schüler	17 %	70 %	13 %	158	<0,0001
		Exa. ≤ 3 J	62 %	32 %	6 %	142	
32	Stationsklima gut	Schüler	15 %	66 %	19 %	159	<0,0001
		Exa. ≤ 3 J	42 %	44 %	15 %	142	

Tab. 54: Relevante und signifikante Unterschiede bei Aspekten Führung und Zusammenarbeit: Vergleich Schüler–Examinierte (≤ 3 J. Erfahrung)

	Item	Antwort Einzelitems	sehr zufrieden	zufrieden	nicht zufrieden	
29	Verhalten des Vorgesetzten fair	fast immer	18 %	77 %	5 %	22
		häufig	13 %	78 %	10 %	103
		selten/ fast nie	9 %	72 %	19 %	32
32	Stationsklima gut	fast immer	42 %	58 %	0 %	24
		häufig	8 %	84 %	9 %	104
		selten/ fast nie	7 %	63 %	30 %	30
34	Identifikation mit Krankenhaus	fast immer	41 %	59 %	0 %	17
		häufig	18 %	78 %	3 %	60
		selten/ fast nie	3 %	77 %	20 %	79
	n		≅ 20	≅ 120	≅ 18	≅158

Tab. 55: Ausgewählte Zusammenhänge von Organisation und Arbeitszufriedenheit bei Schülern

Gute Integration (F31) →	fast immer	häufig	selten / fast nie
Keine Fehltage	16 %	5 %	5 %
1-4 Tage	12 %	19 %	14 %
5-9 Tage	48 %	38 %	29 %
>10 Tage	24 %	38 %	52 %
Σ (n)	100 % (n=25)	100 % (n=104)	100 % (n=21)

Tab. 56: Zusammenhang „gut auf Station integriert" und Fehlzeiten bei Schülern

• Tabellen zum Bereich Belastungssituation und Fluktuation

FB Nr.	Item	Stand der Ausbildung	fast immer	häufig	selten / fast nie	n	p-Wert x²-Test
39	starke Konzentration erfordert	Schüler	32 %	62 %	6 %	158	0,0194
		Exa. ≤ 3 J	47 %	46 %	6 %	140	
40	Arbeit wird störend unterbrochen	Schüler	24 %	46 %	30 %	158	0,0013
		Exa. ≤ 3 J	37 %	49 %	14 %	142	
48	Überstunden notwendig	Schüler	53 %	47 %		156	0,0008
		Exa. ≤ 3 J	34 %	66 %		143	
50	Mobbing-Probleme	Schüler	33 %	35 %	32 %	153	<0,0001
		Exa. ≤ 3 J	12 %	37 %	51 %	140	

Tab. 57: Relevante und signifikante Unterschiede bei Aspekten der Belastungssituation: Vergleich Schüler–Examinierte (≤ 3 J. Berufserfahrung)

mehr Zeit notwendig (F43)→	fast immer	häufig	selten/fast nie
Keine Fehltage	3 %	5 %	19 %
1-4 Tage	13 %	18 %	24 %
5-9 Tage	33 %	45 %	33 %
>10 Tage	51 %	32 %	24 %
Σ (n)	100 % (n=61)	100 % (n=65)	100 % (n=21)

Tab. 58: Zusammenhang: „Mehr Zeit für Patienten nötig" und Fehltagen bei Schülern

Zeit- /Leistungsdruck (F45) →	fast immer	häufig	selten/fast nie
Keine Fehltage	0 %	6 %	11 %
1-4 Tage	19 %	12 %	23 %
5-9 Tage	31 %	39 %	41 %
>10 Tage	50 %	43 %	25 %
Σ (n)	100 % (n=26)	100 % (n=45)	100 % (n=56)

Tab. 59: Zusammenhang von Zeit- und Leistungsdruck und Fehltagen bei Schülern

Arbeit bis Rente	fast immer	häufig	selten	fast nie
Keine Fehltage	**19 %**	5 %	6 %	**3 %**
1-4 Tage	24 %	15 %	19 %	13 %
5-9 Tage	33 %	54 %	34 %	29 %
>10 Tage	24 %	26 %	41 %	**55 %**
Σ (n)	100 % (n=21)	100 % (n=39)	100 % (n=47)	100 % (n=38)

Tab. 60: Zusammenhang von Arbeit bis zur Rente durchhalten (F55) und Fehlzeiten bei Schülern

50 % der Fehlzeiten motivationsbedingt	Arbeitszufriedenheit (100 %)			n
	sehr zufrieden	zufrieden	nicht zufrieden	
Ja	**0 %** /Ex: 14%	**11 %** /Ex: 13%	**39 %** /Ex: 30%	20
eher Ja	26 % /Ex: 22%	47 %/ Ex: 33%	44 % /Ex: 36%	66
eher Nein/Nein	**74 %** /Ex: 64%	42 %/ Ex: 54%	17 % /Ex: 34%	65
n (=100 %)	19 (=100 %)	114 (=100 %)	8 (=100 %)	≅151

Tab. 61: Zusammenhang von Arbeitszufriedenheit und Fehlzeiteneinschätzung bei Schülern (Angabe „n" gilt für Schüler, „Ex" sind Zahlen der Examinierten)

Berufserfahrung		Ja	eher Ja	eher Nein	Nein	n (je 100 %)
	Schüler	**14 %**	**30 %**	31 %	25 %	153
Examin.	bis 3 Jahre	**6 %**	**21 %**	45 %	27 %	139
	5 bis 10 Jahre	**6 %**	23 %	40 %	31 %	172
	10 bis 20 Jahre	10 %	24 %	45 %	20 %	242
	über 20 Jahre	23 %	**26 %**	38 %	14 %	191

Tab. 62: Berufserfahrung und beabsichtigte Arbeitsdauer „Arbeit bis Rentenalter durchhalten" (F55): Vergleich Schüler–Examinierte (p < 0,0001)

FB Nr.	Item	Stand der Ausbildung	Ja	eher Ja	eher Nein / Nein	n	p-Wert x^2-Test
65	Mehr Anerken. für MA, die nie krank	Schüler	**36 %**	29 %	35 %	159	0,0197
		Exa. ≤ 3 J	**26 %**	23 %	51 %	143	
70	Teilnahme an Rotationssystem	Schüler	18 %	67 %	**16 %**	154	>0,0001
		Exa. ≤ 3 J	13 %	39 %	**48 %**	142	

Tab. 63: Relevante und signifikante Unterschiede bei Änderungsvorschlägen: Vergleich Schüler–Examinierte (≤ 3 J. Berufserfahrung)

Arbeitszufriedenheit →	sehr zufrieden	zufrieden	nicht zufrieden
Keine Fehltage	16 %	6 %	0 %
1-4 Tage	26 %	18 %	5 %
5-9 Tage	26 %	39 %	39 %
>10 Tage	32 %	37 %	56 %
Σ (n)	100 % (n=19)	100 % (n=112)	100 % (n=18)

Tab. 64: Zusammenhang von Gesamt-Arbeitszufriedenheit (F71) und Fehlzeiten bei Schülern

FB Nr.	Item	Stand der Ausbildung	sehr zufrieden	zufrieden	(eher) un-zufrieden	n	p-Wert x²-Test
71	Arbeits-zufriedenheit	Schüler	13 %	76 %	11 %	158	0,0934
		Exa. ≤ 3 J	20 %	65 %	15 %	142	
72	Lebens-zufriedeneheit	Schüler	36 %	50 %	14 %	158	0,3466
		Exa. ≤ 3 J	43 %	47 %	10 %	141	

Tab. 65: Unterschiede bei Arbeits- und Lebenszufriedenheit: Vergleich Schüler–Examinierte (≤ 3 J. Berufserfahrung)

Fehlzeiten	Schüler	Examinierte bis 3 J.
0 Tage	7 %	19 %
1-4 Tage	17 %	27 %
5-9 Tage	38 %	20 %
>10 Tage	38 %	34 %
Σ (n)	100 % (n=150)	100 % (n=136)

Tab. 66: Vergleich Schüler–Examinierte (bis 3 J.) in Bezug auf Fehlzeiten (p=0,0001)

I. Fehlzeitenvergleich: Eigenangaben zu Personalabteilungsangaben

• Fehlzeitenstatistik der Personalabteilung

Von den Personalabteilungen der fünf Krankenhäuser wurden die Fehlzeitenstatistiken zur Verfügung gestellt: Pro Mitarbeiter und Station wurden jeweils die Sollarbeitszeit (bei Vollkräften 1 917 Stunden pro Jahr – zur Berechnung siehe Kapitel 2.1 Begriffsdefinitionen) in Stunden pro Jahr und die Fehlstunden durch Krankheit pro Jahr angegeben.

Mit den Daten der Personalstatistik wurden die *Krank-Prozentsätze je Mitarbeiter* berechnet:

$$\frac{\text{Krankstunden ohne Urlaub, Kuren, Fortbildung}}{\text{Sollarbeitszeit}} \times 100$$

Dabei ist die absolute Arbeitszeit nicht von Bedeutung, denn in den zwei Häusern, die mit 2 008,8 Stunden Sollarbeitszeit rechneten, sind die Krankstunden entsprechend höher.

Der *Median* entsprach 1,6 Prozent Fehlzeit (das bedeutet, dass die Hälfte aller Mitarbeiter mehr und die Hälfte weniger als 1,6 Prozent Fehlzeiten hatte). Der *Mittelwert* betrug 3,9 Prozent, das heißt, dass es einige Mitarbeiter mit sehr hohen Fehlzeiten gab.

Der Vergleich mit den Fehltagen-Eigenangaben der Probanden (Frage 73) war schwierig, da die Personalabteilungen mit Fehlstunden, bzw. Prozent rechneten. Die Eigenangaben wurden dagegen in Tagen

Fehlzeiten in %	Häufigkeiten	n
0 %	34 %	448
bis 1 %	10 %	142
bis 2 %	11 %	149
bis 3 %	8 %	110
bis 4 %	8 %	108
bis 6 %	8 %	99
bis 10 %	10 %	135
über 10 %	11 %	140
Σ (n)	100 %	1331

Tab. 67: Häufigkeiten der Fehlzeiten der Personalstatistik

angegeben. Aus diesem Grund wurden die Prozente in Tage umgerechnet und ähnliche Gruppen wie bei den Eigenangaben gebildet.

Um einen genaueren Vergleich zu ermöglichen, wurden in Tabelle 68 Voll- und Teilzeitkräfte gesondert aufgelistet. Als Vollzeitkräfte gelten hier nur jene Mitarbeiter, die in der Personalstatistik mit 1 917 bzw. 2 008 Stunden Sollarbeitszeit gearbeitet hatten.

| | Angabe Personalabteilung | |
Fehlzeiten	Vollzeit	Teilzeit
Keine Fehltage	27 %	40 %
1-9 Tage	44 %	30 %
>10 Tage	29 %	30 %
Σ (n)	100 % (n=656)	100 % (n=675)

Tab. 68: Arbeitsumfang und Fehlzeiten der Personalstatistik

Wie bei der Auswertung der Eigenangaben wiesen die Teilzeitkräfte *keine* Fehltage häufiger auf als die Vollzeitkräfte.

Dabei ist zu beachten, dass in die Teilzeitgruppe die Personalfluktuation der Vollzeitkräfte mit eingeht: Eine Vollzeitstelle, die innerhalb eines Kalenderjahrs neu besetzt wurde, geht in der Personalstatistik mit zwei Teilzeitstellen ein (z.B. alte Kraft mit sechs Monaten und neue Kraft mit sechs Monaten). Im Dienstplan steht jedoch nur eine Vollzeitkraft. Aus diesem Grund entspricht die Relation Vollzeit- zu Teilzeitgruppe in der Personalstatistik nicht dem realen Personalschlüssel auf Station (Dienstplan).

Fehlzeitenvergleich: Eigenangaben zu Personalabteilungsangaben

Wie in Kapitel I auf Seite 162 beschrieben, war eine direkte Zuordnung der Fehlzeiten der Personalabteilungsangaben zu den Angaben der Probanden im Fragebogen (Frage 73) nicht möglich.

Anzahl Fehltage (F73)	Häufigkeit in %	Anzahl der Probanden
Keine Angabe	4 %	31
Keine Fehltage	25 %	217
1-4 Tage	24 %	209
5-9 Tage	20 %	176
10 + Fehltage	27 %	228

Tab. 69: Häufigkeitsverteilung Fehltage: Angaben der Probanden (F73)

Um dennoch zu überprüfen, ob die Fehlzeiten-Angaben der Probanden mit den „realen" Angaben der Personalstatistik übereinstimmen, wurde dies an ausgewählten Kollektiven überprüft. (Eine Überprüfung am Gesamtkollektiv war nicht möglich, da nur 861 Fragebögen vorlagen, aber 1331 Mitarbeiter in der Personalstatistik registriert waren.)

Die Überprüfung wurde anhand von drei Kollektiven (hohe Übereinstimmung Dienstplan–Personalstatistik) vorgenommen:
– an ausgewählten Stationen mit hoher Übereinstimmung Dienstplan–Personalstatistik und einem Rücklauf von über 90 Prozent mit insgesamt 252 Mitarbeitern
– am Kollektiv der Schüler
– am Kollektiv der Vollzeitkräfte

Bei den Stationen mit maximaler Übereinstimmung der Mitarbeiterzahlen zwischen Dienstplan und Personalabteilungsdaten und zugleich einem Fragebogenrücklauf von über 90 Prozent zeigten die

	Eigenangabe (F73)	Angabe Personalabteilung
Keine Fehltage	27 %	25 %
1-9 Fehltage	44 %	44 %
10 und mehr Fehltage	25 %	31 %
Keine Angabe	4 %	-
Σ (n)	100 % (n=252)	100 % (n=286)

Tab. 70: Fehlzeitenvergleich: Eigenangaben zu Personalabteilungsangaben

Eigenangaben der Probanden mit den Fehlzeiten aus der Personalstatistik *sehr gute Übereinstimmung.*

	Eigenangabe (F73)	Angabe Personalabteilung
Keine Fehltage	6 %	-
0 Fehltage	6 %	9 %
1-9 Fehltage	52 %	56 %
10 und mehr Fehltage	36 %	35 %
Σ (n)	100 % (n=159)	100 % (n=162)

Tab. 71: Fehlzeitenvergleich: Eigenangaben zu Personalabteilungsangaben bei Schülern

Die Angaben der Schüler stimmen recht gut mit den Daten der Personalabteilung überein.

Fehlzeiten	Eigenangabe (F73)	Angabe Personalabteilung
Keine Fehltage	20 %	27 %
1-4 Fehltage	25 %	22 %
5-9 Fehltage	22 %	22 %
10 und mehr Fehltage	33 %	29 %
Σ (n)	100 % (n=547)	100 % (n=656)

Tab. 72: Fehlzeitenvergleich: Eigenangaben zu Personalabteilungsangaben bei Vollzeitkräften

Die Eigenangaben der Vollzeitkräfte erfolgten offenbar recht „selbstkritisch": Es wurden eher weniger null Fehltage und mehr hohe Fehlzeiten (> 10) angegeben als von der Personalabteilung mitgeteilt.

J. Stärken und Schwächen dieser Studie

• Schwächen

Die größte Schwäche der vorliegenden Studie liegt in der fehlenden Verknüpfung von Erhebungsbögen und Fehlzeitendaten der Personalabteilung je Proband. Damit hängt unmittelbar eine weitere Schwäche zusammen: Das Fehlen einer detaillierten Fehlzeitenaufschlüsselung:

In anderen Studien konnte gezeigt werden, dass die Häufigkeit (Anzahl der Fehlfälle) im Zeitverlauf wesentlich stabiler ist als die Dauer der Fehlzeiten. Die Häufigkeit scheint für einen Mitarbeiter also „charakteristischer" zu sein als die Dauer. Dies ist einleuchtend: Hat sich ein Mitarbeiter beispielsweise einen Knochenbruch zugezogen, so wird er mehrere Wochen am Stück fehlen. Dies wird ihm mit großer Wahrscheinlichkeit in den folgenden Jahren nicht wieder passieren; die lange Fehlzeit war sozusagen ein „Ausreißer". Fehlt ein Mitarbeiter jedoch häufig an einzelnen Tagen, so spiegelt dies vielleicht seine Demotivation wieder und er wird auch in der Zukunft häufig kurze Fehlzeiten haben.[210]

Aus diesem Grund wäre die **Erfassung der Anzahl von Fehlzeiten** wichtig. Da dies mit großem Aufwand verbunden ist, wurde dies in bisherigen Studien selten durchgehalten. In einer Übersichtsstudie wurde festgestellt, dass von 71 Veröffentlichungen zum Thema Arbeitszufriedenheit und Fehlzeiten 55 Studien die verlorene Arbeitszeit, aber nur 37 die Anzahl der Absentismusfälle gemessen haben.[211]

Insofern wäre es idealerweise nötig gewesen, Fehlzeitendaten nach folgenden Kriterien genau aufzuschlüsseln: Anzahl der Fehlzeiten pro Monat, die nur einen Tag dauerten (absolute und durchschnittliche Häufigkeit pro einzelnem Mitarbeiter), Anzahl der Fehlzeiten pro Monat, die zwei Tage dauerten (Häufigkeit), Anzahl der Fehlzeiten pro Monat, die mehr als zwei Tage dauerten (Häufigkeit), Anzahl der Fehlzeiten pro Monat gesamt (Häufigkeit) und Anzahl der Fehltage pro Monat (Summe aller Fehltage pro Monat).[212]

Auch die **Krankheitsarten** wurden nicht analysiert, der Schwerpunkt dieser Arbeit lag auf motivationsbedingten Fehlzeiten und nicht auf biologisch/medizinischen.

---

[210] Marr, S. 17
[211] Neuberger 1974, S. 165
[212] Price und Müller 1986, S. 232

- ## Stärken

Die Stärken der Studie liegen im **direkten Bezug zwischen beruflicher Zufriedenheit** der Pflegekräfte und deren **Fehlzeiten** (Eigenangaben: siehe Schwächen). Das ermöglicht gut die Abschätzung der Motivationsfaktoren, die in Fehlzeiten eingehen: Es lässt sich ermitteln, in welchen Bereichen sich betriebsbedingte Unzufriedenheit direkt auf die Höhe der Fehlzeiten auswirkt. So kann gezielt „eingegriffen" werden, um die Gesundheitsquote zu erhöhen.

Der **Rücklauf von ca. 80 Prozent** liegt deutlich über den Vergleichswerten anderer Studien. Durch die Vollerhebung aller anwesenden Pflegekräfte in Anwesenheit der Autorin konnte eine Verzerrung durch den Non-Response Bias bei der Erhebung minimiert werden.

Eine weitere Stärke liegt im direkten **Vergleich von Examinierten und Schülern** als zukünftige Leistungsträger. Die Zufriedenheit der Nachwuchskräfte und damit der Verbleib der Absolventen in ihrem Beruf ist die Basis für erfolgreiche Rekrutierung zukünftiger Pflegekräfte. Die Analyse der Schülersituation ergab für Krankenhäuser und Schulleitungen wichtige Hinweise auf notwendige Verbesserungen für die Schüler und die Optimierung der Auswahl der Schüler.

Zum aktuellen Thema der Zusammenlegung von kleinen zu großen Stationen nimmt die Studie Bezug mit einem **Stationsgrößenvergleich:** Praxisnah wird darstellt, wie sich die Stationsgröße auf Arbeitsorganisation, Führung, Belastungssituation und Zufriedenheit der dort arbeitenden Pflegekräfte auswirkt.

Die Stärke der Studie insgesamt liegt im **hohen Praxisbezug:** Die Diskussion zeigt auf, dass sich die Situation der Pflegekräfte mit relativ einfachen und kostengünstigen betrieblichen Veränderungen im Stationsalltag verbessern lässt.